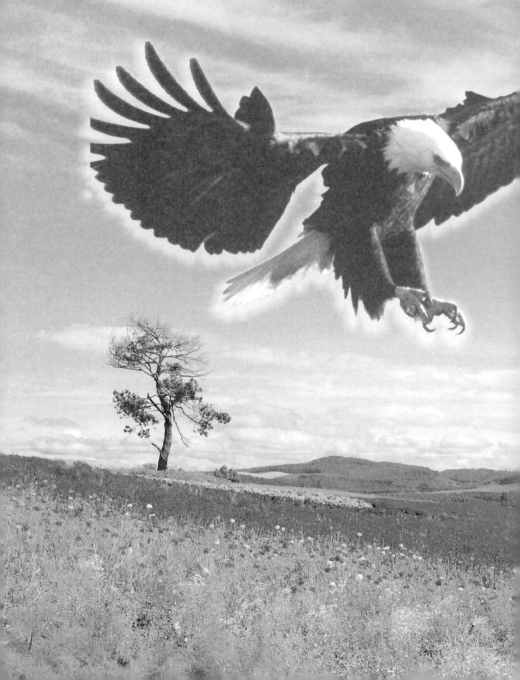

大展好書　好書大展
品嘗好書　冠群可期

大展好書　好書大展

品嘗好書　冠群可期

導引養生功 10

四十九式經絡動功

附教學光碟

張廣德◎著

大展出版社有限公司

國家圖書館出版品預行編目資料

四十九式經絡動功／張廣德　著
－初版－台北市：大展，2006【民95】
　　面；21公分－（導引養生功；10）
　　ISBN 957-468-459-8　（平裝：附光碟片）
　　1.氣功

411.12　　　　　　　　　　　　　　95006034

北京體育大學出版社・北京體育大學音像出版社
授權中文繁體字版

四十九式經絡動功

ISBN 957-468-459-8

著　　者／張廣德
發 行 人／蔡森明
出 版 者／大展出版社有限公司
社　　址／台北市北投區（石牌）致遠一路2段12巷1號
電　　話／(02)28236031・28236033・28233123
傳　　真／(02)28272069
郵政劃撥／01669551
網　　址／www.dah-jaan.com.tw
E-MAIL／service@dah-jaan.com.tw
登 記 證／局版台業字第2171號
承 印 者／弼聖彩色印刷有限公司
裝　　訂／建鑫印刷裝訂有限公司
排 版 者／ERIC視覺藝術
初版1刷／2006年（民95年）6月

定價350元

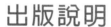

出版說明

　　導引養生功是透過意識的運用、呼吸的控制和形體的調整，使身心健康優化的自我經絡鍛鍊方法。它是以人體各系統發病的病因、病理為依據，以中國醫學的整體觀念、陰陽五行、臟腑經絡、氣血理論和現代醫學有關理論為指導，把導引和養生、肢體鍛鍊和精神修養融為一體的經絡導引術，是人們通往身心健康、延年益壽的一門綜合性新學科。

　　導引養生功的關鍵技術是辯證施治，其創新點是對症練功，概括起來，具有五個大特點，即「五性」和「五結合」：① 功醫結合，對症施功，功到病除，具有針對性：② 中西的結合，醫理科學，辯證論治，具有哲理性：③ 練養結合，尤重養生，修身養性，具有全面性：④ 動靜結合，三調一體，形神共養，具有整體性：⑤神藝結合，動作優美，語言形象，音樂高雅，具有藝術性。被譽為武術運動的一個新發展，武術的金項鏈。

　　30 年來的推廣實踐和臨床應用均證明，人們無病時可用於預防，有病時可用於治療，病後又可用於康復。其術之簡易，其用之宏大，得到專家、學者的充分肯定和中國政府的正式承認，於 1992 年榮獲國家體育科學技術進步獎。

　　目前，《導引養生功》已經被翻譯為英、日、韓、意、德、法等六國文字出版，受到了國內外廣大朋友們的熱烈歡迎。

　　由於購買者頗多，為了滿足廣大導引養生功愛好者的需求，我社決定對張廣德先生所創《導引養生功》功法分卷修訂，與完整的教學光碟配套，重新出版。該書圖文並茂，彩色製版，圖像清晰，易學易練，很便於大家學習。

四十九式經絡動功

作者簡介

張廣德，男，字飛宇，號鶴齡燕人，1932 年 3 月生，河北省唐山人，教授，中華武林百傑，中國武術八段。

第一代武術研究生，曾任北京體育大學導引養生學研究室主任，中國高等教育學會導引養生學專業委員會會長，現任北京體育大學導引養生中心名譽主任。

1959～1963 年，先後畢業於北京體育學院（現北京體育大學）本科和研究生部。畢業後留校任教及從事科研工作。

40 多年來，在武術教學中，張教授以「摸規律、抓特點」為治學之本，培養了一批著名的武術人才；在研創養生太極體系中，以易學的哲理及中國醫學中的經絡學說、陰陽五行學說和氣血理論為指導，取得強身健體、防治一些慢性疾病的顯著效果；在創編導引養生功體系中，以系統性、科學性、實效性、藝術性和廣泛適用性等「五性」為宗旨，以易、醫、功、藝、美、樂「六位一體」為核心，筆觸嚴謹，銳意創新，得到了專家承認。在傳授養生太極和導引養生功時，以真心、熱心、耐心「三心」為原則，受到了群眾的熱烈歡迎。目前，該功已推廣到五大洲，據不完全統計，以導引養生功為媒介，有 60 多個國家和地區與我校有著密切交往。

張教授所創編的導引養生功，1992 年榮獲國家體育科學技術進步獎；1993 年張教授榮獲國務院頒發的「為高等教育事業做出突出貢獻」榮譽證書，並享有專家特殊津貼待遇；1996 年導引養生功首批被列為國家全民健身計劃推廣項目；1999 年國家體育總局又授予他體育科技榮譽獎；2002 年史康成校長代表北京體育大學再次授予他「在導引養生功的創編和推廣工作中作出了重要貢獻」的獎牌和證書等。

四十九式經絡動功

　　張教授在教研之餘有著書共 19 卷：《自律調節養生術》、《導引養生功‧功法卷（上）》、《導引養生功‧功法卷（下）》、《導引養生功‧功理卷》、《導引養生功‧養生卷》、《導引養生功‧答疑卷》、《養生太極掌（1）》、《養生太極掌（2）》、《養生太極掌（3）》、《養生太極劍（短袍）》、《導引養生‧形體詩韻》、《十四經脈圖解》、《導引養生功圖解》、《兒童意念健身功》、《擒拿百則》、《武術入門》、《導引養生功標準教程‧基礎篇》、《導引養生功標準教程‧強心篇》、《導引養生功—學校教材》等約 400 多萬字，發表導引養生功和武術、太極拳論文 20 餘篇。其中，多篇論著分別榮獲北京體育大學學術研討會、全國武術學會論文報告會、中國體育科學大會及亞洲體育科學討論會一等獎、二等獎和優秀獎。

　　張教授曾多次遠赴日本、法國、德國、澳大利亞、新加坡、荷蘭、比利時、奧地利、英國、葡萄牙、西班牙、義大利、美國等 10 多個國家講學，為弘揚中國養生文化，促進國際間友好往來和中西方文化交流做出了很大的貢獻。

　　張教授現在雖已退休，但他退而未休，除了繼續在國內外普及、傳播中國養生文化外，還精心撰寫著「養生太極體系」中的《養生太極劍（長袍）》、《養生太極操》、《養生太極扇》、《養生太極刀》和導引養生功標準教程「益肺篇」、「補脾篇」、「固腎篇」等養生專著。

　　「欲明人者先自明」，是張教授教書生涯中崇尚的名言；「不爭春榮，笑迎秋霜」是他的人生追求。

四十九式經絡動功

編者寄語

健康長壽是每個人的美好願望。千百年來，不少醫家、養生學家都在尋求延年益壽的方法，積累了豐富的經驗和理念，為中華民族的繁衍和發展壯大作出了重大貢獻。

隨著社會的進步，經濟、文化的發展，人們的生存條件日益改善，物質文明和生活水準有了顯著提升，使人類的壽命明顯延長，全世界（包括我國在內）面臨著人口老齡化的挑戰。目前，健康已成為現代人的第一需要。

什麼是健康呢？在過去很長的時間裏，人們一直認為「不生病就是健康」。然而，錯了！實際上健康並非無病，無病也不等於健康。世界衛生組織（WHO）給健康下了這樣的定義：「健康不僅是不生病，而且是身體上、生理上和社會適應上的完好狀態。」這就告訴我們，健康不單純是指生理健康，還包括心理健康和對複雜社會的良好適應能力。

還有一組數據值得注意，經專家研究、統計發現，目前健康人群只佔 15%，疾病人群佔 15%，有 70% 左右人群屬於第三狀態，即亞健康狀態（包括所有人群）。由於中老年人隨著年齡的增長，身體中的各種「零件」已逐漸老化了，抵抗力降低了，在 70% 的亞健康人群中，其比例佔了多數。這就給我們每個人、特別是中老年人，提出了新課題，即是在新的環境下如何保持健康、獲得長壽？

我們知道，所謂的亞健康狀態是健康與疾病兩者之間的過渡狀態，也可稱為「轉機期」。這個「轉機期」具有雙重性，一種是向穩定、積極、良好的方向轉化，稱為「生機」，使身體由弱變強、使病患者得以康復。一種是向異常、消極、不好的方面發展，稱為「殺機」，變身體機能越來越弱、疾病日趨嚴重，甚至危及生命。

四十九式經絡動功

　　導引養生功體系的編創，考慮了「第三狀態」對人體健康發展、轉歸的雙重性，體現世界衛生組織關於健康新概念的精神；系統地貫徹了身心共同健康的原則，響應和遵循著 2000 年 8 月中共中央、國務院作出的《關於加強老齡工作的決定》精神，試圖為廣大群眾提供一個身心共同健康的「舞臺」，為辛勤工作了大半輩的老年朋友奉獻一份愛心，同時，也使得筆者有機會和大家一起美化「夕陽」，共享晚年之樂，這是我多年來的心願。

　　期望導引養生功的愛好者、參與者們，身體力行，建立科學的生活方式，養成良好衛生習慣，努力培養「自我保健」意識，健康長壽，活過百歲，盡享天年，指日可待。正如南北朝時陶弘景所說：「我命在我不在天」（《養性延命錄》）。也正如三國時期曹操所言「盈縮之期，不但在天，養怡之福，可得永年」。

　　最後，衷心地祝願大家身心健康，學習成功！

張廣德

目　錄

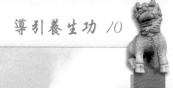

四十九式經絡動功

一、四十九式經絡動功特點

「四十九式經絡動功」是「導引養生功」中的重點功法之一，它是防治呼吸、消化、心血管、生殖、泌尿等系統疾病的經絡導引動功，是人們通往身心健康之路的一套自我修練、簡單易行的方法，具有顯著的扶正培本、抗病袪邪、增強體質的效果。其主要特點是：「寧神意守、意引氣行、善於採咽、絕於吐音、動靜結合、快慢相間、暢通任督」等。

（一）寧神意守

「寧神意守」，是指練習「四十九式經絡動功」時，精神高度集中，寧靜專一。如：「懷中抱月」、「掌推華山」、「金龍盤柱」等動作，要求寧靜意守「商陽」；「勞宮開闔」、「雙龍戲水」、「遊魚擺尾」等動作，要求寧神意守「勞宮」；「躬身吊尾」、「白猿縮身」等動作，要求寧神意守「湧泉」；「左右睡枕」，要求寧神意守「大椎」；「仙鶴揉膝」要求寧神意守「鶴頂」等。這是符合中醫「意到則氣到，氣到則血行，血行則病不生」，「意者氣之使，意有所到，則氣到」的理論。

（二）意引氣行

「意引氣行」，顧名思義，就是用意念引導內氣在

四十九式經絡動功

一定的經脈中或在身體某部位上運行，使經絡暢通，消積化瘀，防疾治病。如：第二段「循行」中的「氣行太陰」（指用意念引導內氣在手太陰肺經脈中運行）；「氣行陽明」（指用意念引導內氣在手陽明大腸經中運行）；「氣行厥陰」（指用意念引導內氣在手厥陰心包經中運行）；「氣行少陽」（指用意念引導內氣在手少陽三焦經中運行），「氣貫百會」（指用意念引導內氣從百會貫入體內）和第三段「導氣」中的「抱氣似球」（指用意念引導內氣在體內循行一「小周天」或「大周天」）等姿勢，均屬這類動作。它有助於體內氣血暢行，在一定程度上抑制各臟腑疾病的發生，從而扶正培本，抗病祛邪。

（三）善於採咽

「採」者，採氣；「咽」者，咽津。採咽者乃後天之必須也。採氣主要包括「按時採氣」和「定向採氣」。根據「子午流注」法，如：肺臟疾患、大腸疾患、胃腑疾患、膀胱疾患、腎臟疾患、肝臟疾患等患者可分別於寅時（3～5時）、卯時（5～7時）、辰時（7～9時）、申時（15～17時）、酉時（17～19時）、丑時（1～3時），練習「四十九式經絡動功」，其療效最佳。

古人把一天24小時分成十二個時辰，每一個時辰相當於現在的兩個小時，用十二個地支來表示，其經脈的盛衰開合與臟腑、時辰相協調的關係配屬如下：

小知識　　研究「人生延壽法」的胡夫蘭德說：「一切對人不利的影響中，最能使人短命夭亡的，就是不好的情緒和惡劣的心情。」

子午流注

臟腑	膽	肝	肺	大腸	胃	脾	心	小腸	膀胱	腎	心包	三焦
地支	子	丑	寅	卯	辰	巳	午	未	申	酉	戌	亥
時間	23	1	3	5	7	9	11	13	15	17	19	21 23

為了便於記憶，將此編為口訣，練功時，宜遵照實行：

肺寅大卯胃辰宮，脾巳心午小未中，

申膀酉腎心包戌，亥焦子膽丑肝通。

定向採氣，一般是面南背北，因南方為離卦所應，為乾卦所治，離，日也；乾，天也。故南方盡得天陽之德，為八方之貴位。故後世練功大多採取面南。並用意結合向裏向下的動作，採氣歸身。如：「諸葛撫琴」一勢，主要是將氣收歸氣海，沉於丹田；「氣貫雲門」、「雙龍戲水」、「氣息歸元」等勢，其目的是將日月精華之氣貫入體內，借助外氣，調補內氣以求壯氣之功，強身之效。

（四）吞津咽液

練習「四十九式經絡動功」強調吸氣時，舌抵上腭；呼氣時，舌抵下腭，亦可一直抵上腭，這不僅有溝通任督二脈的作用，還有增生口中津液的效果。

小知識　我命在我，不在於天。但愚人不能知此道為生命之要，所以致百病風邪者，皆由恣意極。

四十九式經絡動功

　　津液（即唾液）和氧氣一樣與人的生命息息相關。人無氧氣而不活，食無津液而不化。故吐納需採精華，津液宜常吞咽。咽精在於練精，採氣在於培元。真元賴後天攝入之營養而不斷滋補，精氣捨採咽之術則難以飽滿。故古今善養生者，無不善於採咽。「四十九式經絡動功」在這方面非常重視。

（五）絕於吐音

　　「吐音」所以稱為一「絕」，是由於它在防病治病上具有特殊作用。早在南北朝時期，已有人介紹了此法。「納氣有一，吐氣有六，納氣一者謂吸也；吐氣六者謂吹、呵、呼、唏、噓、呬，皆出氣也」（見《養性延命錄》）。

　　到了隋代又有了發展，「心配屬呵腎屬吹，脾呼肺呬聖皆知，肝臟熱來噓字至，三焦壅處但言唏」（《修習止觀坐禪法要》）。告訴人們，心有病患應吐「呵」音，腎有病患應吐「吹」音，脾有病患應吐「呼」音，三焦有病患應吐「唏」音，肺有病患者應吐「呬」音等。經常做呼吸「六字訣」，可以「革壅滯」，消積化瘀，在防治疾病上有一定的作用。

　　在「四十九式經絡動功」中採用了「呬」音為治療手段，如：做「商商相接」和「擒捉伏兔」時的呼氣過程，均發出輕微的「呬」音。

　　這裏需要說明的是「四十九式經絡動功」中的吐音不是絕對的。應根據治病的需要，本著《修習止觀坐禪

小知識　氣行則血行，氣滯則血淤。然氣之所以滯者，氣虛故也；氣之所以行者，氣旺故也。　──《醫學心語》

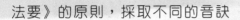

法要》的原則，採取不同的音訣

（六）動靜結合

「四十九式經絡動功」，以「動」為主，「動中求靜」是它的主要方面。為了提高療效，當「動」到一定的時候，又安排了以「靜」為主的部分姿勢，如：「懷中抱月」、「童子拜佛」、「抱氣似球」等。

這種以動為主，動靜結合的方法，是「四十九式經絡動功」的顯著特點，它不僅可以促使練功者安神鬆靜，體能恢復，意境非凡，飄然若仙，而且還可以較好地增強體質，鍛鍊意志，激起人們與疾病和衰老抗爭的勇氣，從而達到消除憂愁，忘卻煩惱，調整七情，陶冶情操，樂趣養生，防疾治病的目的。

（七）快慢相間

「四十九式經絡動功」的整套動作，主要強調輕飄徐緩，舒適自然。但在個別環節，如「擒捉伏兔」一勢，為了加強對足三陰經、足三陽經、手三陰經、手三陽經的刺激，從而取得強心益肺、健脾和胃、舒肝利膽、滋腎壯腰的良好的療效，還採取了快速震腳跟，同時甩掌擒「伏兔」的動作。「四十九式經絡動功」的「快慢相間」，主要是指此而言。

小知識	何為三田？
	「三田」，一般是指在任脈上的三個部位，即上丹田 —— 玄關，中丹田 —— 膻中，下丹田 —— 氣海而言的。也有稱上丹田為百會，中丹田為氣海，下丹田為湧泉的。說法不一，但均為「三田」。

二、四十九式經絡動功圖解

功前準備

第一式　渾元站立

　　鬆靜併立，身體中正，頭頸放鬆，百會（屬督脈穴，位於頭正中線與兩耳尖連線交點處）上頂，下頦微收；虛空心胸，綿吸微吐，氣沉丹田；雙目微閉或平視前方；口輕閉，舌抵上腭；兩掌垂於體側，掌指朝下。

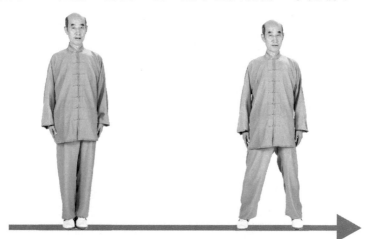

第二式　調整陰陽

　　重心移至右腳，右腿半蹲，左腳向左開步，與肩同寬，腳尖朝正前方，隨之重心移到兩腳之間，兩腿伸直；眼平視前方。

小知識	《千金翼方》云：「行住坐臥，言談語笑，寢食造次之間，能行不妄失者，則可延年益壽矣。」

14

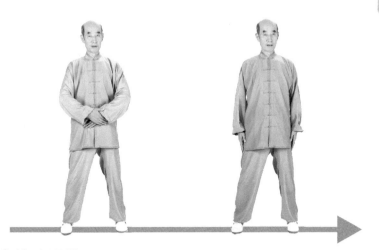

默念練功口訣：

　　夜闌人靜萬慮拋，意守丹田封七竅。

　　呼吸徐緩搭鵲橋，身輕如燕飄雲霄。

要點提示：

　　1．當聽到「默念練功口訣」時，將兩手相疊於丹田，男女均左手在裏。

　　2．練功口訣默念畢，將手垂於體側。

第一段　通　經

第一式　懷中抱月

懷中抱月 名稱內涵	月，即月亮。傳說在月亮上有嫦娥。嫦娥的丈夫后羿是一個射日英雄，他從西王母處請回長生不老之藥，嫦娥偷吃後，奔月而去。故事見《淮南子·覽冥訓》。故「懷中抱月」有祝福長壽之意，以此來命名動作，可以將練習者與大自然合為一體，進入天人合一的境界，給人以飄然清爽之感。

四十九式經絡動功

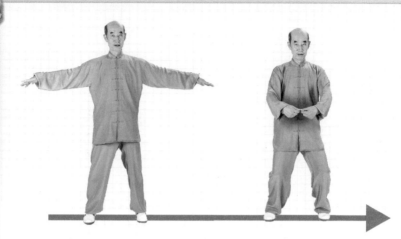

1．隨著吸氣，提肛調襠；兩腿伸直，兩掌以手腕頂部領先分別向左右前側方提起，臂自然伸直，掌心朝下，略低於肩；眼向前平視。

2．隨著呼氣，鬆腹鬆肛；兩腿隨之半蹲；同時兩手抱於腹前成一圓形，少商和商陽穴相接，左右食指端相靠，彷彿一輪明月抱入胸懷，給人以飄然清爽之感；眼的餘光看少商（屬手太陰肺經穴，在拇指橈側距指甲角約 0.1 寸處）和商陽穴（屬手陽明大腸經穴，在食指橈側距指甲角約 0.1 寸處）。

要點提示：

1．默想少商和商陽穴，或意想明月，待該處有氣感時為止。

2．精神與肢體高度放鬆。

3．兩手呈抱月狀時，高度與上腹齊平，手略低於肘。

4．上體正直，鬆腰斂臀，頭頸放鬆。

小知識　達爾文曾經說過：「發脾氣就等於在人類進步的階梯上倒退了一步。」「發怒是用人家的錯誤懲罰自己，憤怒以愚蠢開始，以後悔告終。」

第二式　商商相接

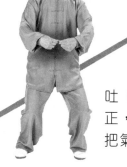

1. 隨著吸氣，提肛調襠；百會上頂，上體正直，兩腿徐緩伸直，兩手不動。

2. 隨著呼氣，鬆腹鬆肛；輕吐「呬」音，重心下沉，身體中正，少商和商陽穴相捏互壓，儘量把氣呼出。

商商相接	名稱內涵

　　商商相接，一個是指手太陰肺經之井穴少商，位於拇指橈側去指甲角 0.1 寸許。主治喉痺、咳嗽、氣喘、心下滿，中風暈迷、癲狂，中暑，熱病。另一個是指手陽明大腸經之井穴商陽，位於食指橈側，去指甲角 0.1 寸許。主治咽喉腫痛、下齒痛、耳聾、耳鳴、青盲、中風暈迷、喘咳等。

　　「商商相接」可促使手太陰肺經與手陽明大腸經表裏相合、陰陽相接，又由於肺主氣，朝百脈，故該勢有助於氣血周流全身。加之練習者隨著呼氣，輕吐「呬」音，故尚可消除胸膈煩悶上焦痰火。

四十九式經絡動功

套路圖解

要點提示：

1. 少商和商陽穴相捏互壓時，大拇指用向裏的滾撚勁兒進行，吐「吶」音時，舌尖抵上齒內側，音量要輕。

2. 下蹲深度，因人而異，但定要上體正直，鬆腰斂臀。

3. 相捏互壓時，兩臂基本保持不動，沉肩垂肘。

練功次數：一吸一呼為一次，共做三次。

第三式　掌推華山

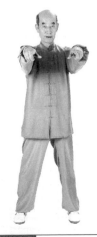

1. 隨著吸氣，提肛調襠；兩腿徐緩伸直；同時左右手拇指與食指分開成「八」字掌，其他三指自然彎屈於掌心中，兩臂內旋使手心向下，向前（略向下）弧形上擺，臂伸直，手高與肩平；眼看左右食指端。

掌推華山　名稱內涵

華山，在陝西省東部，屬秦嶺東段。花崗岩斷塊山，古稱「西嶽」。有壁立千仞之勢。有蓮花（西峰）、落雁（南峰）、朝陽（東峰）、玉女（中峰）、五雲（北峰）等峰，為遊覽勝地。同時，道、佛、拳諸家在其發展過程中形成了眾多流派，華山派與少林、武當、峨眉各派自古以來均受人們所喜愛，故華山也被譽為仙山。

四十九式經絡動功中的「掌推華山」，形似推山，實為採納華山之靈氣。

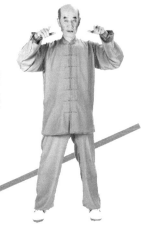

四十九式經絡動功

套路圖解

　　1．動作不停，兩肘回帶屈沉，使兩掌由前向上弧形收於胸前，兩八字掌掌心朝下，兩膝仍伸直；眼看商陽穴。

　　2．隨著呼氣，鬆腹鬆肛；兩腿半蹲；同時沉肩、垂肘、坐腕、蹺指將兩八字掌向前推出，兩掌之間距離與肩同寬，臂伸直，肘尖下垂，當兩掌推到最遠端時，再坐腕、蹺指，使臂下部有短暫的酸脹感；眼看商陽穴。

要點提示：

　　1．意在商陽，氣沉丹田。

　　2．鬆腰斂臀，上體中正，兩腿下蹲的深度要因人而異，但不論下蹲的深淺，膝關節不得超過腳尖。

練功次數：一吸一呼為一次，共做三次。

小知識	人體外三寶——耳、目、口 　　《遵生八箋》云：「精氣神為內三寶，耳目口為外三寶，常使內三寶不逐物而流，外三寶不誘中而擾。」 　　所謂「常使內三寶不逐物而流」意思是說，人體精氣神不要隨之而外泄。 　　所謂「外三寶不誘中而擾」，意思是講，不使耳目口受誘惑而擾動心神，只有做到上述兩點方能健康長壽。

第四式　金龍盤柱

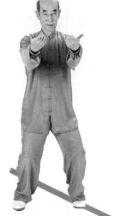

　　1. 兩腿半蹲不動，兩臂外旋使八字掌心朝上，臂自然伸直，肘尖下垂；眼看商陽。

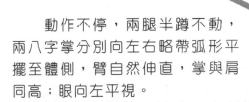

　　動作不停，兩腿半蹲不動，兩八字掌分別向左右略帶弧形平擺至體側，臂自然伸直，掌與肩同高；眼向左平視。

金龍盤柱 名稱內涵

　　龍，世上本無有。關於龍的形象，古有「九似說」：「角似鹿，頭似駝，眼似兔，項似蛇，腹似蜃，鱗似魚，爪似鷹，掌似虎，耳似牛。」自古以來人們將龍尊為最大的神物，最大的吉祥物，乃至萬靈之長。由此，後世將最高的統治者 —— 皇帝稱為「真龍天子」，皇帝穿龍袍，皇宮中有鎏銅龍、赤金龍，廊柱、丹陛雕木龍、石龍，寺廟屋脊、飛簷雕神龍——四十九式經絡動功中的「金龍盤柱」，即由此而得名。練習時整個人體就好像「金龍左右盤玉柱，騰雲駕霧遨太空。」

2．兩腿半蹲不動，以腕為軸，兩臂同時內旋，八字掌心朝上，食指尖（右手順時針方向，左手逆時針方向）向後旋轉，肘微屈；眼向左平視。

動作不停，兩臂繼續內旋，兩食指順勢向裏纏繞使掌心朝下，繼而兩臂自然伸直，肘尖下垂，食指向身後斜指；眼向左平視。

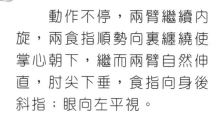

3．兩腳不動，仍屈膝半蹲，兩八字掌以腕為軸，先掌心朝下分別向裏劃弧，繼而臂外旋纏腕使掌心朝上（右食指尖沿逆時針方向，左食指尖沿順時針方向）。

小知識	體欲常勞，食欲常少，勞無過極，少無過虛。
	——《養性延命錄》

四十九式經絡動功

套路圖解

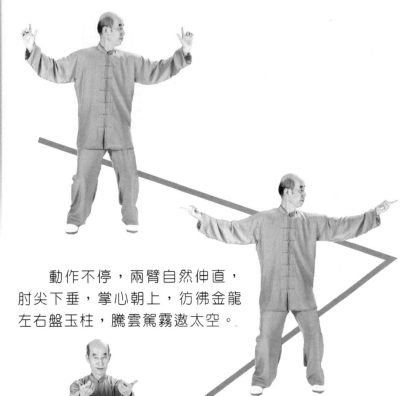

動作不停，兩臂自然伸直，肘尖下垂，掌心朝上，彷彿金龍左右盤玉柱，騰雲駕霧遨太空。

4. 兩腿保持不動，兩臂自然伸直，八字掌心朝上擺至胸前，兩掌之間距離與肩同寬。

小知識　呼吸吐納，服食養身，使形神相親，表裏俱濟。
　　　　　　　　　　　　　　　　　　——《養生論》

要點提示：

　　1．意在商陽。

　　2．呼吸自然，氣沉丹田。

　　3．兩八字掌纏繞時要鬆緊結合、以食指領先，幅度宜小，肩、肘、腕、指要有酸脹感，不僵不拘。

　　4．下蹲深度因人而異，鬆腰斂臀，重心不可忽高忽低。

練功次數：共做三個4拍：第一個4拍的前3拍頭向左轉，第4拍眼隨手轉向正前方；第二個4拍的前3拍，頭向右轉，第4拍眼隨手轉向正前方；第三個4拍同第一個4拍，唯頭頸不動，兩眼一直平視前方。

第五式　拄地通天

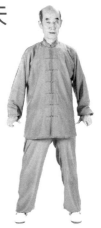

　　1．隨著吸氣，提肛調襠：兩腿伸直；同時兩臂內旋使八字掌心朝下，兩掌下落於胯旁，臂自然伸直，掌心朝下，掌指朝前；眼平視前方。

拄地通天 名稱內涵	拄地通天，意指氣機貫通上下，上下氣血暢通而言。 　　醫書云：「不通則痛，通則不痛」。故暢通經絡，周流全身氣血則可防治各種疾病。 　　四十九式經絡動功中的「拄地通天」是在意念作用下，百會上頂，腳跟拔起，身軀豎直中正，以此來貫通全身上下氣血。

四十九式經絡動功

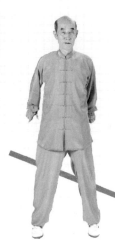

套路圖解

2．百會上頂，腳跟拔起；同時兩八字掌分別向身後正方向坐腕撐出，掌根用力，掌心朝後，兩腿伸直，以意將氣引到湧泉（屬足少陰腎經穴，在足底心，當屈足捲趾時出現凹陷處）。

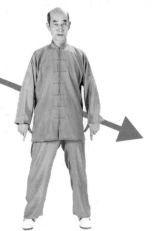

3．隨著呼氣，鬆腹鬆肛；腳跟落地，身體正直；同時兩八字掌放鬆回收體側，掌心朝後，掌指朝下，再以意將氣引到丹田；眼平視前方。

要點提示：

1．意念主要放在上下引氣方面。

2．提肛調襠和鬆腹鬆肛要與細、勻、深、長的腹式呼吸相配合。

3．頭頸上頂，身體中正，五趾似入地生根，穩健挺拔。

練功次數：一吸一呼為一次，共做三次。

小知識

老年飲食三字經：
高蛋白、營養好、粗雜糧、不可少、不偏食、不過飽、蔬菜多、糖鹽少、戒煙酒、辛辣少、血壓平、腸胃保。

第六式　葉底藏花

　　隨著吸氣，提肛調襠；舒胸展體，胸跟拔起；同時兩八字掌變成柳葉掌，五指伸直併攏，從脊柱兩側的足太陽膀胱經向上摩運至腋下，歷經白環俞（第四骶椎棘突下、旁開 1.5 寸處）、膀胱俞（第二骶椎棘突下，旁開 1.5 寸處）、小腸俞（第一骶椎棘突下，旁開 1.5 寸處）、關元俞（第五腰椎棘突下，旁開 1.5 寸處）、大腸俞（第四腰椎棘突下，旁開 1.5 寸處）、氣海俞（第三腰椎棘突下，旁開 1.5 寸處）、腎俞（第二腰椎棘突下，旁開 1.5 寸處）、三焦俞（第一腰椎棘突下，旁開 1.5 寸處）、胃俞（第十二胸椎棘突下，旁開 1.5 寸處），繼而旋臂於腋下成勾手，勾尖向下，兩肘彎屈內收；眼平視前方。

練功次數：第六式和第七式連在一起各做三次。

葉底藏花　名稱內涵	葉，指百合花葉。百合是多年生草本植物。傳說百合可以助人忘記煩惱，聞一聞百合花香，任何不悅均可消除。因此，文人逸士多在花園栽植此花，閒來飲酒花間，操琴作畫，享受著最恬美的人生。 　　百合花還能驅除邪惡，故每逢五月初五，人們為了辟邪常把百合懸掛在門窗上或床頭帳裏。有時將花藏在葉下，以示暗中保護。 　　另外，由於百合包含著「百年合好」之意，故在一些地方的婚俗中，新郎新娘進洞房時要同飲百合湯。 　　四十九式經絡動功中的「葉底藏花」，既有閒情逸致之瀟灑，又有夫妻偕老之意境，還有暗中保佑平安無事之吉祥。

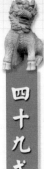

四十九式經絡動功

套路圖解

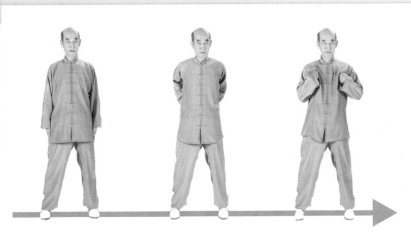

第七式　擒捉伏兔

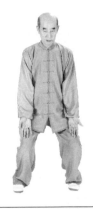

　　隨著快速聚呼，鬆腹鬆肛：
腳跟迅速震地，兩腿半蹲：同時
兩腕放鬆，向前、向下弧形抽打
膝上６寸起肉處的伏兔穴：上體
正直，鬆腰斂臀：眼平視前方。

擒捉伏兔	名稱內涵	伏兔，指足陽明胃經之經穴，位於膝髕上緣上６寸。當髖前上棘與髕骨外上緣的連線上。 　　主治：腰胯疼痛，腿膝寒冷，麻痹，腳氣，疝氣，腹脹。 　　兔為十二生肖之一，是玲瓏柔順的動物，是屬兔的吉祥物。在中國傳統信仰中，有婚配屬相生相剋之說。民象認為，蛇機靈、機智，善於斂財。兔柔順、溫和，善於守財。可以看出兔與蛇是兩個最吉利的婚配屬相，俗稱「蛇盤兔，必定富」。如若「擒捉伏兔」，並抱於懷，就意味著祥瑞之兆，幸福即將來臨。

要點提示：

　　1．提肛調襠與鬆腹鬆肛要密切配合；做「葉底藏花」腳跟儘量提起，「擒捉伏兔」腳跟迅速震地。

　　2．吸氣時細勻深長；呼氣時快速聚呼。

　　3．兩掌抽打伏兔穴時要富有彈性，快速而準確，上體正直，不能躬身低頭；同時輕吐「吶」音。

練功次數：第六式和第七式連在一起，各做三次。

第八式　懷中抱月

　　1．隨著吸氣，提肛調襠；兩腿伸直，兩掌以手腕頂部領先分別向左右前側提起，臂自然伸直，掌心朝下，略低於肩；眼向前平視。

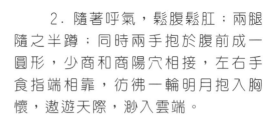

　　2．隨著呼氣，鬆腹鬆肛；兩腿隨之半蹲；同時兩手抱於腹前成一圓形，少商和商陽穴相接，左右手食指端相靠，彷彿一輪明月抱入胸懷，遨遊天際，渺入雲端。

要點提示：同第一段通經的「第一式」。

懷中抱月 名稱內涵	關於月的故事，見動作之一。這裏的「懷中抱月」，是指練習者彷彿將一輪明月抱入胸懷，遨遊天際，渺入雲端。

四十九式經絡動功

套路圖解

第九式　商商相接

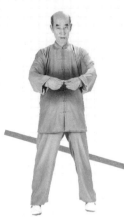

1.隨著吸氣，提肛調襠；百會上頂，上體正直；同時兩腿徐緩伸直，兩手不動。

2.隨著呼氣，鬆腹鬆肛；輕吐「呬」音，重心下沉，身體中正，少尚和商陽穴相捏互壓，儘量把氣呼出。

要點提示：

1.少商和商陽穴相捏互壓時，大拇指用向裏的滾捻勁兒進行；吐「呬」音時，舌尖抵在上齒內側，音量要輕。

商商相接名稱內涵	商商相接，一個是指手太陰肺經之井穴少商，位於拇指橈側去指甲角 0.1 寸許。主治喉痺、咳嗽、氣喘、心下滿，中風暈迷、癲狂，中暑，熱病。另一個是指手陽明大腸經之井穴商陽，位於食指橈側，去指甲角 0.1 寸許。主治咽喉腫痛、下齒痛、耳聾、耳鳴、青盲、中風暈迷、喘咳等。 「商商相接」可促使手太陰肺經與手陽明大腸經表裏相合、陰陽相接，又由於肺主氣，朝百脈，故該勢有助於氣血周流全身。加之練習者隨著呼氣，輕吐「呬」音，故尚可消除胸膈煩悶上焦痰火。

　　2．下蹲深度，因人而異，但一定要上體正直，鬆腰斂臀。

　　3．做動作時要沉肩垂肘，兩臂基本保持不動，只有拇、食指相捏互壓。

練功次數：一吸一呼為一次，共做三次。

第十式　氣沉丹田

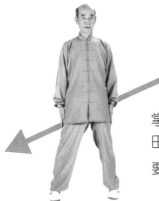

　　1．隨著吸氣，提肛調襠；百會上頂，上體正直，兩腿徐緩伸直，兩手五指展開向上擺至與肩平；眼兼視兩掌。

　　2．隨著呼氣，鬆腹鬆肛；兩掌下按，垂於體側，將氣引入丹田；眼平視前方。

要點提示：

　　1．周身放鬆，舒適自然。

　　2．頭宜上頂，氣往下沉。

　　3．以意導氣，氣沉丹田。

氣沉丹田 名稱內涵	丹田，乃練功氣機蓬勃之部，它是由神闕、天樞、氣海、關元等穴位組成，故稱為「田」。丹田氣充盛與否，是身體健康與否的重要標誌。故練功特別重視注氣留意於丹田。有人將這一作法比作賽車中途加油，促使氣機運轉活潑，是很有道理的。這裏的「氣沉丹田」即是此意。

套路圖解

第二段　循　行
第十一式　春風擺柳

　　1．隨著吸氣，提肛調襠；左腳不動，身體左轉，右腿內旋，右腳跟提起外蹬；同時右臂內旋，右手合谷穴（屬手陽陽大腸經穴，拇、食兩指伸張時，當第一、二掌骨之間，稍偏食指處）由關元（屬任脈穴，前正中線，臍下３寸處）上提，經氣海（屬任脈穴，前正中線，臍下 1.5 寸處）、神闕（屬任脈穴，臍窩正中）、膻中（屬任脈穴，前正中線，玉堂下 1.6 寸，當兩乳頭連線的中間）至天突（屬任脈穴，前正線，胸骨上窩正中凹陷處），左臂內旋，左掌後伸，掌背貼在命門（屬督脈穴，在第二腰椎棘突下）；眼向左平視。

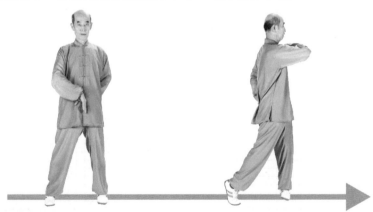

春風擺柳 名稱內涵	春風，春天的風。柳，指垂柳，落葉喬木，枝條柔韌細長，葉狹茂密。 　　春風擺柳是指垂柳在春風吹拂下輕鬆自如飄灑搖曳狀。嚴冬過去，春風送暖，萬物復蘇，百花競放，可謂「春來花影動，露滴柳絲垂」，裝點著大地一片生機。人們如能在此環境下行功導引，必將在心靈上蕩起愉快之波，催人上進，增添美的情趣。

四十九式經絡動功

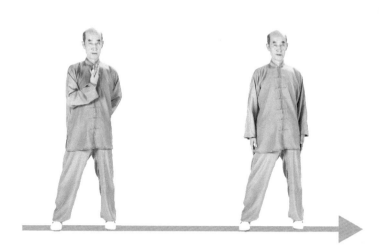

2．隨著呼氣，鬆腹鬆肛；身體向右轉正，右臂外旋使右掌背從天突降至關元，當身體轉向正前方時，兩掌同時垂於體側，將氣沉入丹田；眼平視前方。

要點提示：

1．意隨前手的穴位不斷改變。

2．吸氣時提肛；呼氣時鬆肛。

3．整個身體毫不拘束，好像春風搖曳垂柳，輕盈舒展，瀟灑飄逸。

練功次數：一左一右為一次，共做一次。

小知識

練習四十九式經絡動功時，其動作計數為何要求有時做三次或九次？

根據清·汪中《述學》釋「三九」記載：「凡一二之所不能盡者，則約之以三，以見其多；三之所不能盡者，則約之以九，以見其極多。」表明天地之計數，始於一，約之三，終於九。另外，古人對事物的數目，還有三以上則約稱之以九的傳統。從數字計算來看，三乘三的積數是九，九乘任何數字（10 以內，1 除外）其積兩數相加均為九。如 3 × 9=27，2+7=9，9 × 9=81，8+1＝9。因此，「三」和「九」自古以來，就是中華民族最崇尚和常用的數字。

第十二式　氣行太陰

　　1．身體左轉，兩腿伸直；同時右臂內旋使合谷從關元向上提至膻中，左臂內旋，左掌後伸，掌背貼在命門穴。隨之兩腿彎屈；同時右臂外旋使右掌弧形擺出，掌心朝上向左前方運行，臂自然伸直；眼看（或默念）中府穴（屬手太陰肺經穴，在鎖骨外端下約１寸距胸骨正中線６寸處，當第一肋間）。

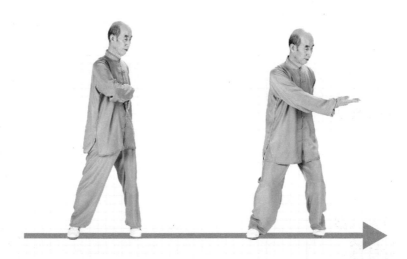

氣名	
行稱	氣行太陰，是指以意引氣在手太陰肺經脈中運行。手太陰肺經如發生異常變動時，就會發現肺部膨膨脹滿，氣喘作咳，缺盆中疼痛，甚至因咳嗽過劇，兩手相交捧於胸前，視力模糊，為此「臂厥」。
太內	
陰涵	本經所發生的病症為：咳嗽、氣上逆，口渴，心裏煩躁，胸部滿悶、厥冷，或掌心發熱。 　　以意引氣在手太陰肺經中運行，主旨是通經活絡，使氣血更加暢行，起到通則不痛之作用。

套路圖解

四十九式經絡動功

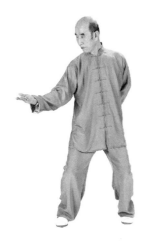

2．隨著身體右轉，重心移到兩腳中間；同時，右掌略帶弧形向前、向右平擺至身體右側，掌心朝上，略低於肘，並從中府依次默想或巡視天府（屬手太陰肺經穴，腋前皺襞頂端水平線下3寸，肱二頭肌外側緣）、尺澤（屬手太陰肺經穴，仰掌、肘部微屈，在肘窩橫紋上，肱二頭肌腱外側端）、少商穴。

要點提示：

1．呼吸取於自然。

2．鬆腰斂臀，身體中正，氣沉丹田。

3．兩臂要高度放鬆，要記熟手太陰肺經循行路線和穴位。

4．「氣行太陰」默念穴位時，手要低於肘。

練功次數：該式與第十三式、第十四式連貫起來練習，一左一右為一次，共做一次。

第十三式　氣行陽明

氣行陽明，是指以意引氣在手陽明大腸經脈中運行。手陽明大腸經如發生異常變動時，就會發生牙痛、頸部腫大等病變。

本經主津液，其所發生的病症為：眼睛發黃，口內作乾，鼻流清涕或出血，喉中腫痛，食指疼痛不能活動。

以意引氣在手陽明大腸經中運行，其目的是暢通其經脈，促使氣血更加周流，消積化瘀。

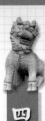

四十九式經絡動功

套路圖解

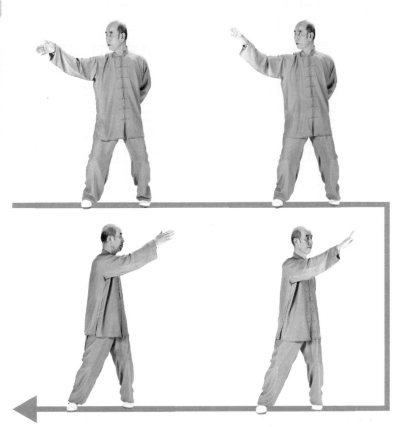

右臂內旋稍提腕使掌心朝下，繼而隨身體左轉，右掌向前，向左弧形平擺，掌略高於肘，臂自然伸直，肘尖下垂，當右掌擺到身體左側時變成掌心朝後；同時依次默想商陽、曲池（屬手陽明大腸經穴，屈肘時，在橈

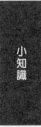

養生二十宜
1.髮宜常梳　　2.面宜常擦　　3.目宜常運　　4.耳宜常彈
5.舌宜添腭　　6.齒宜數叩　　7.便宜禁口　　8.濁宜常呵
9.體宜常動　　10.肛宜常提　11.身宜常浴　12.足宜常洗
13.精宜常固　14.氣宜常養　15.心宜常寬　16.神宜常凝
17.營養宜備　18.飲食宜慎　19.起居宜時　20.勞逸宜均
　　　　　　　　　　　── 摘自《祝您健康》雜誌

側肘橫紋頭至肱骨外上髁之中點處）、肩髃（屬手陽明大腸經穴，三角肌上部中點，肩峰與肱骨大節結之間，肩平舉時呈現凹陷處）、迎香（屬手陽明大腸經穴，在鼻翼旁開 0.5 寸、鼻唇溝中）。

要點提示：

　　1. 臂、胯、腰要放鬆，上體正直，臀部要收斂。

　　2. 呼吸自然，氣沉丹田，記熟手陽明大腸經的循行路線和部分穴位。

　　3.「氣行陽明」默想穴位時手要高於肘。

第十四式　氣貫百會

套路圖解

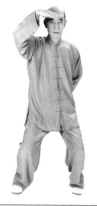

　　上動不停，兩腿半蹲，隨著身體向右轉正，右掌心逐漸變為朝下向右弧形回帶到前額，臂稍屈，掌指朝左，左掌仍貼命門；眼平視前方。

名稱內涵　氣貫百會

　　氣貫百會，是指以意所採取的日月精華之氣，由百會貫入體內，沉入丹田，甚至下行到湧泉。

　　百會，位於後髮際上七寸，約當兩側耳廓尖連線之中點。

　　主治：頭痛、眩暈、驚悸、健忘、屍厥、中風不語，癲狂，癇症，瘛病，耳鳴，鼻塞，脫肛，痔疾，陰挺，泄瀉。

　　該勢之關鍵，在於掌行意隨，流注如河。

四十九式經絡動功

套路圖解

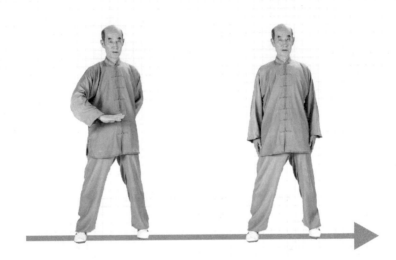

随著呼氣，百會上頂，兩腿逐漸伸直；同時意想將大自然的精華之氣貫入百會，並沉入丹田，此時右掌徐徐下按至腹前關元穴附近。繼而兩掌垂於體側，掌指朝下；眼平視前方。

要點提示：

　　1．意氣相隨，安神鬆靜，輕飄徐緩，舒適自然。

　　2．氣貫百會之氣尚可下沉至湧泉。

第十五式　勞宮開闔

　　1．重心移到右腳，右腿半蹲；身體半面左轉，左腳向左前方上步，腳跟著地成左虛步；同時兩臂先內旋，兩掌分別向兩側，向上劃弧擺至低於肩時，臂外旋使左掌收於面前，掌心朝裏，掌指朝上，掌距面部約 30公分，臂自然彎屈，右勞宮對準左肘天井（屬手少陽三焦經穴，在尺骨鷹嘴上方 1 寸凹陷處）；眼看左勞宮（以有熱感為度）。

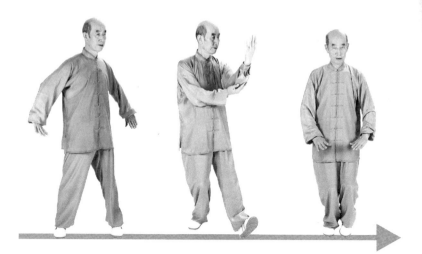

勞宮開闔 名稱內涵	勞宮，屬手厥陰心包經脈之滎穴（所溜為滎）。位於掌心橫紋中，當第三掌骨的橈側，屈指握拳時，中指尖所點處。 　　主治：癲狂，癇症，口瘡，口臭，嘔吐，呃逆，中暑，中風暈迷，心痛等。 　　開闔，開門之意。如宮闔。 　　勞宮開闔，是指在意念作用下，將勞宮之門打開，以散其熱，或採天地之靈氣，以強身軀。

四十九式經絡動功

套路圖解

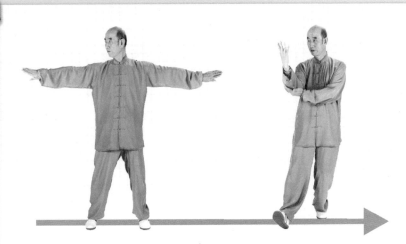

　2．左腳收至右足弓內側（或左腳經右足弓內側劃弧回至原位），兩腿稍屈；同時兩臂內旋，右掌向下經腹前弧形擺至右胯前；左掌經胸前、腹前弧形擺至左胯前。

　接著，左腳踏實，重心移到左腳，左腿隨之先伸直、後下蹲，右腳向右前方上步成右虛步；同時右掌弧形擺至面前，臂自然彎屈，掌心朝裏；左掌向上、向裏擺至右肘下之天井穴；眼看右掌勞宮穴（以有熱感為度）。

要點提示：

　1．成虛步時，鬆腰斂臀，上虛下實。

　2．呼吸取於自然，不能憋氣。

　3．意在勞宮，兩掌心成凹狀。

　4．行功換勢時要配合提肛調襠和鬆腹鬆肛的變化，上下肢協調一致。

練功次數：一左一右為一次，共做一次。

小知識　戒怒常笑保健康

　　　　惱怒催人老，愉快使人少，平時多歡笑，勝過吃補藥。

第十六式　老翁拂髯

1. 隨著吸氣，提肛調襠；右腳收回經左腳足弓內側向右橫跨一步，略寬於肩，腳尖朝前；同時兩臂先內旋後外旋，左掌向下經腹前弧形擺至身體左側，臂伸直，掌與肩同高；右掌向裏經胸前、腹前弧形擺至身體右側，臂伸直，掌與肩同高，兩掌心均朝上；眼看右掌。

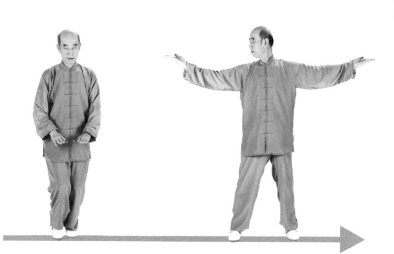

老翁拂髯 名稱內涵	老翁：指老夫（老人自稱）。《禮記·曲禮上》：「大夫七十而考仕——自稱曰老夫。」泛指年過七十頭髮蒼白的老人。 　拂髯：髯，兩頰上的長鬚，或指長鬚之人。《三國志·蜀志·關羽傳》：「羽美鬚髯，故亮（諸葛亮）謂之髯。」拂，掠過之意。 　四十九式經絡動功中的「老翁拂髯」，是自比年邁長鬚的老壽星，手拂銀鬚，神采奕奕。

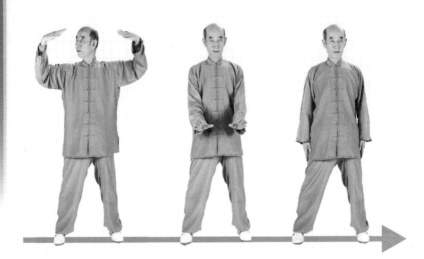

　　2．隨著呼氣，鬆腹鬆肛；重心移到兩腳中間，兩腿隨之逐漸徐緩伸直；同時兩掌從兩側向面前劃弧，虎口張開托鬚下按，掌指朝前，彷彿老翁手拂銀鬚一般，將掌按到腿側變為掌指朝下；眼平視正前方。

要點提示：

　　1．以意將氣引到湧泉。

　　2．周身放鬆，神采奕奕。

練功次數：共做一或三次。

小知識	多慾虧義，多憂害智，多懼妨勇。
	———《意林·淮南子》
	意思是：私慾太多必然虧義；老是憂慮，就要傷害智慧；常常怕這怕那，就會妨礙勇氣。

第十七式　氣行厥陰

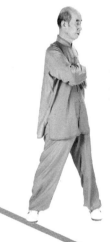

1．兩腳不動，身體左轉；同時左臂內旋，左掌背貼在命門穴上，右臂內旋使虎口合谷穴從關元上提到膻中穴。

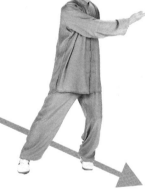

　　動作不停，右臂外旋使掌心朝上，向上、向左、向下壓掌，臂自然伸直；同時左膝彎屈，右腿自然伸直；眼看右掌。

氣行厥陰 名稱內涵	氣行厥陰，是指以意引氣在手厥陰心包經脈中運行。手厥陰心包經脈如發生異常變動時，就會發現手心發熱，臂肘部拘攣，腋下腫，甚至胸脇部支撐脹滿、心悸、面色赤、眼睛黃、喜笑不止等。 　　以意引氣在手厥陰心包經脈中運行，可使該經脈氣血更加暢行，防治上述各種症狀。

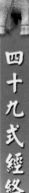

四十九式經絡動功

套路圖解

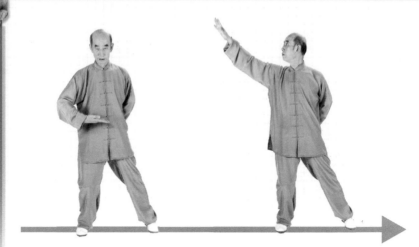

2．重心逐漸移至右腳，右掌向下輕貼腹部向身體右側弧形回帶，掌心向上；同時依次默想天池（屬手厥陰心包經穴，在乳頭外側1寸，當第四肋間）、曲澤（屬手厥陰心包經穴，肘橫紋上，肱二頭肌腱的尺側）、勞宮、中衝（屬手厥陰心包經穴，在中指端），當右掌回帶到身體右側時，掌心變為朝下，右臂自然伸直。

要點提示：

1．下肢要穩固，重心移動要自然清楚。

2．上體中正安舒，呼吸自然，吸氣時提肛；呼氣時鬆肛。

3．記熟手厥陰心包經的循行路線和穴位。

練功次數：該勢與第十八式、第十九式連在一起，一左一右為一次，共做一次。

> **小知識**
>
> **樂觀者長壽**
> 因為心胸開闊，精神愉快，性格爽朗，情緒樂觀，可使脈搏、呼吸、血壓、消化液的分泌、新陳代謝等處於平穩協調的狀態，使植物性神經系統得到調整，機體免疫力提高。故樂觀者長壽。俗話說得好「笑一笑，十年少」。

四十九式經絡動功

第十八式　氣行少陽

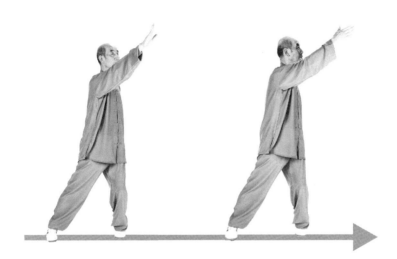

　　隨著重心逐漸移到左腳，身體左轉，右臂內旋稍提腕使右掌從頭的前上方弧形擺至身體左側，變為掌心朝後；同時依次默想手少陽三焦經脈上的關衝（在無名指尺側端距指甲角約 0.1 寸處）、外關（手背側腕橫紋上 2 寸，尺、橈骨之間）、天井、髎肩（在肩峰突起後端之下方凹陷處）等穴位。

要點提示：

　　同「氣行陽明」。

氣行少陽 名稱內涵	氣行少陽，是指以意引氣在手少陽三焦經脈中運行。本經如發生異常變動時，就會出現耳聾，聽覺不清，咽部腫痛而閉塞。本經主氣，其所發生的病症為：自汗出，眼外角痛，頰痛，耳後、肩、腰、肘、臂外側緣皆痛，無名指不能運用。 　　以意引氣在手少陽三焦經脈中運行，可使該經脈氣血更加暢行，防治上述各種疾病。

第十九式　氣貫百會

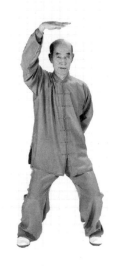

　　動作不停，重心移到兩腳之間，兩腿彎屈，隨體右轉，右掌向右、向上弧形回帶到頭的前上方，臂微屈，掌心朝下，掌指朝左，左掌仍在命門穴不動；眼平視前方。

氣貫百會名稱內涵	氣貫百會，是指以意所採取的日月精華之氣，由百會貫入體內，沉入丹田，甚至下行到湧泉。 　　百會，位於後髮際上七寸，約當兩側耳廓尖連線之中點。 　　主治：頭痛、眩暈、驚悸、健忘，屍厥、中風不語，癲狂，癇症，瘛病，耳鳴，鼻塞，脫肛，痔疾，陰挺，泄瀉。 　　該式之關鍵，在於掌行意隨，流注如河。

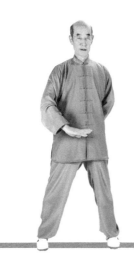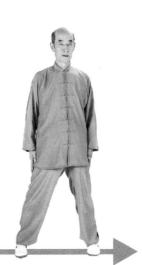

四十九式經絡動功

套路圖解

　　隨著呼氣，百會上頂，兩腿逐漸伸直；同時意想將大自然精華之氣貫入百會，並沉入丹田，此時右掌徐徐下按至腹前關元穴附近，繼而將兩掌垂於體側，掌指朝下；眼平視前方。

要點提示：

　　1. 意氣相隨，安神鬆靜，輕飄徐緩，舒適自然。

　　2. 氣貫百會之氣尚可下沉至湧泉。

　　3. 身體重心左右移動時，要中正安舒，不得左傾右斜。

45

四十九式經絡動功

套路圖解

第二十式　懷中抱月

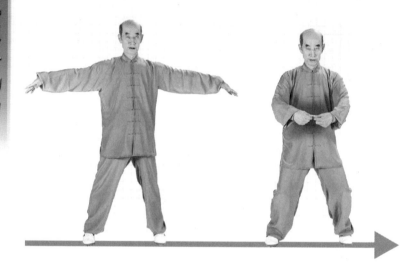

動作同第一式「懷中抱月」。

要點同第一式「懷中抱月」。

練功次數同第一式「懷中抱月」。

懷中抱月	名稱內涵	月，即月亮。傳說在月亮上有嫦娥。嫦娥的丈夫后羿是一個射日英雄，他從西王母處請回長生不老之藥，嫦娥偷吃後，奔月而去。故事見《淮南子·覽冥訓》。故「懷中抱月」有祝福長壽之意，以此來命名動作，可以將練習者與大自然合為一體，進入天人合一的境界，給人以飄然清爽之感。

第二十一式　商商相接

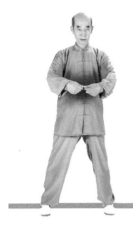

動作同第二式。
要點同第二式。
練功次數同第二式。

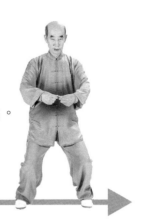

第二十二式　氣沉丹田

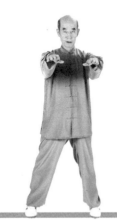

動作同第十式。
要點同第十式。
練功次數同第十式。

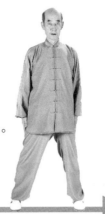

小知識　養生以不傷為本。

—— 《抱朴子》

四十九式經絡動功

套路圖解

第三段　導　氣

第二十三式　大鵬壓嗉

　　1. 隨著吸氣，提肛調襠：兩掌疊於關元，左掌在下，勞宮穴相對，繼而兩掌同時摩運至天突。

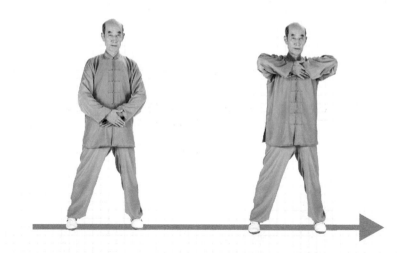

大鵬壓嗉	名稱內涵	鵬，傳說中最大的鳥，由鯤變化而成。古稱神鳥。莊子《逍遙遊》：「北冥有魚，其名為鯤。鯤之大不知其幾千里也，化而為鳥，其名為鵬。鵬之背不知其幾千里也，怒而飛，其翼者垂天之雲──鵬之徙於南冥也，水擊三千里，扶搖而上者九萬里。去以六月息者也。」 　　四十九式經絡動功中的「大鵬壓嗉」，是指兩掌相疊於關元穴，沿任脈向上摩運到天突穴，再從天突摩運到關元穴，以此來暢通任脈。

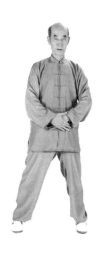

2．隨著呼氣，鬆腹鬆肛；兩掌相疊從天突向下摩運至關元穴。

要點提示：

1．摩運時兩掌疊緊，兩肩下沉，力量可稍大。

2．吸氣時提肛；呼氣時鬆肛。

3．意隨穴位摩運，依次默念關元、神闕（屬任脈穴，臍正中）、中脘（屬任脈穴，前正中線，臍上4寸）、膻中、天突。

練功次數：一上一下為一次，共做三次。

第二十四式　摩面梳頭

1．隨著吸氣，提肛調襠；兩掌從關元上移至承漿穴（屬任脈穴，在下頜正中線，下唇緣下方，頦唇溝中央凹陷處），繼而繞地倉（屬足陽明胃經穴，在口角外側旁開0.4寸處）、迎香（屬手陽明大腸經穴，在鼻翼旁

名稱內涵 摩面梳頭	面部有目、舌、口、鼻、耳等五官。頭，位於人體最上部，肌體「司令部」的大腦藏於顱內，手足三陽經脈，手少陰心經脈，足厥陰肝經脈，任脈，督脈，沖脈，陽維脈，陰、陽蹻脈等均上行至頭。各條經脈上有很多穴位。因此，保持頭面部健康至關重要。 「摩面梳頭」，既有助於改善五官疾病，又可以益聰增智，既可以使人思想安靜，神氣內持，邪不能害，又可以修身養性，情趣高雅，心理健康。

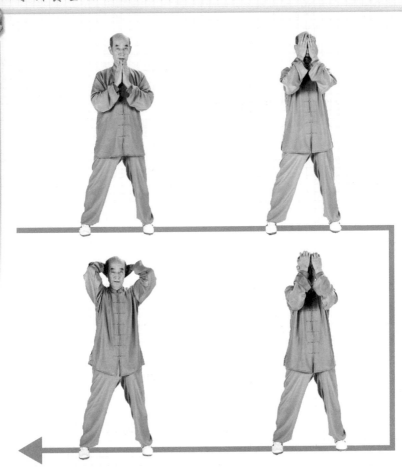

0.5寸，鼻唇溝中）、睛明（屬足太陽膀胱經穴，閉目，在目內眥角上0.1寸處），至神庭（屬督脈穴，在頭正中線前髮際後0.5寸處），將十指分開，用指尖從前髮際梳到後髮際。

小知識

健康長壽六個「一」
　　一個明確的生活目標；一個寬闊的胸懷；一個規律的生活制度；一個合理的飲食；一個適合於自己的鍛鍊；一個健康的業餘興趣。

　　　　　　　　　　　　　── 《衛生與保健》

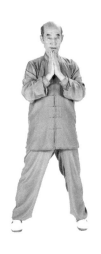

2．隨著呼氣，鬆腹鬆肛；兩掌分別從後髮際向前經面頰使中指端置於承漿穴。

要點提示：

1．速度勿快，力量柔和均勻，十指分開，力爭劃滿頭頂。

2．摩面梳頭時，頭頸豎直，充分放鬆。

練功次數：一吸一呼為一次，共做三次

四十九式經絡動功

套路圖解

第二十五式　童子拜佛

摩面梳頭三次後，兩腿半蹲，兩手相合於面前，指尖高與鼻尖齊平，掌距面約一尺許；默想香煙繚繞或凝視商陽穴1～3分鐘（以有熱脹、流動感為度）。

| 名稱內涵
童子拜佛 | 童子，未成年的人。童子之心，稱為童心，引申為真心，真情實感。
佛，梵文Buddha（佛陀）音譯的簡稱。音譯「覺者」。佛經說，凡是能「自覺」、「覺他」、「覺行圓滿」者皆名為佛。佛教徒即以此為對其教主釋迦牟尼的尊稱。
四十九式經絡動功中的「童子拜佛」，當兩掌合於面前時，意想著自己置身於一座蒼松環抱、翠竹成林、祥光靄靄、雲霧紛紛的古剎之中，整個身體就像霞光飄渺、香煙繚繞一樣地飄浮著，飄向天邊，飄向雲層，飄向太空，飄向月宮。 |

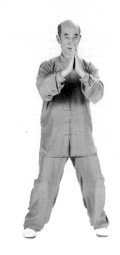

四十九式經絡動功

套路圖解

要點提示：

　　1. 兩腿下蹲時，要鬆腰斂臀，中正安舒，下蹲的深度要因人而異。

　　2. 頭頸正直，沉肩垂肘，兩眼輕閉。

　　3. 精神集中，意守商陽或默想香煙繚繞，呼吸自然。

練功次數：共做一次。

第二十六式　左右推碑

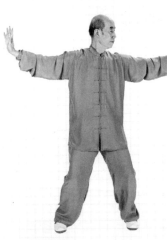

　　1. 隨著吸氣，提肛調襠；兩臂內旋，兩掌從小指依次相抵分開，使掌心慢慢轉向體側時，伸肘、坐腕、蹺指分別向兩側推出，臂伸直；眼看左掌。

左右推碑名稱內涵	推：向外用力使物體順著用力的方向移動。 碑：刻著文字或圖畫，豎立起來作為紀念物的石頭。一般來說，比較穩固結實。 　　四十九式經絡動功中的「左右推碑」，即是指左右手同時向兩側逐漸加力推出，但要做到「緊而不僵」。

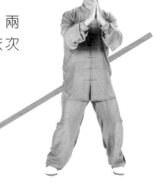

四十九式經絡動功

2．隨著呼氣，鬆腹鬆肛；兩掌從體側合於面前（從大拇指依次相合）成童子拜佛勢。

3．隨著吸氣，提肛調襠；兩臂內旋，兩掌從小指依次相抵分開，使掌心慢慢轉向體側時，伸肘、坐腕、蹺指分別向兩側推出，臂伸直；眼看右掌。

套路圖解

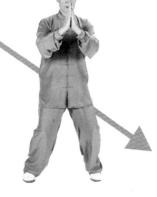

4．隨著呼氣，鬆腹鬆肛；兩掌從體側合於面前（從大拇指依次相合）成童子拜佛勢。

小知識　熱在上焦，咽乾口糜；熱在中焦，心煩口渴；熱在下焦，便閉溺赤。
《醫學入門》

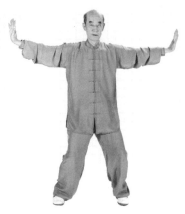

四
十
九
式
經
絡
動
功

套
路
圖
解

要點提示：

　　1．「童子拜佛」和「左右推碑」要連續進行，「左右推碑」應以意引氣沿肺經循行至拇指和食指尖；由推碑還原成拜佛勢以意引氣沿大腸經循行至肺臟入屬大腸。

　　2．吸氣時提肛；呼氣時鬆肛。

　　3．下肢半蹲不動，腳尖朝向前方，上體正直，中正安舒。

練功次數：

　　「童子拜佛」和「左右推碑」各做三次，一拜一推為一次，第三次推碑時不轉頭。

第二十七式　躬身吊尾

躬
身
吊
尾

名
稱
內
涵

　　躬身與吊尾二者是有連帶關係的。由於身體前躬使臀部朝上，謂「躬身吊尾」。

　　中國醫學認為，腎主骨，藏精，生髓；髓上通於腦，故稱「腦為髓海」。還認為，腎受五臟六腑之精而藏之，而腎的盛衰又直接關係到五臟、骨骼及腦的功能是否正常，即腎精充盛則髓滿骨堅，精力充沛，耳聰目明，動作靈巧。又由於「腎主作強出技巧」，而腰為腎府，乃腎之精氣所濡養之所，腎與膀胱相表裏，足太陽膀胱經脈經過腰部。此外，督、沖、帶諸脈亦分佈於腰部，且督脈貫脊屬腎。因此經常練習四十九式經絡動功中的「躬身吊尾」，在暢通督、沖、腎、膀胱等各條經脈的基礎上，就可以收到補腎壯腰、固攝膀胱、調和氣血、健腦增智的效果。

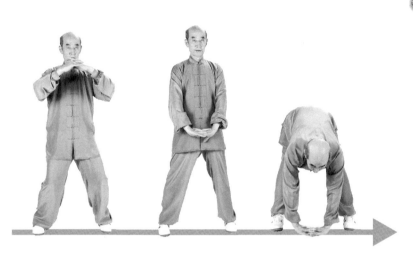

　　1. 兩掌從體側向胸前交叉，掌心向下，繼而下按，兩腿隨之伸直，接做躬身，頭部抬起，兩掌心觸地；肛門撮合三次。

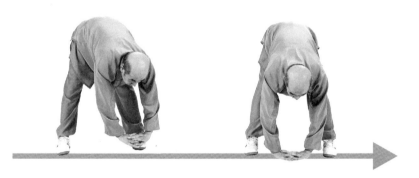

　　2. 兩腿充分伸直，將兩掌平移於左腳面，再平移到右腳面，最後平移到兩腳中間，掌心觸地，頭頸上抬。

小知識	氣行則血行，氣滯則血淤。然氣之所以滯者，氣虛故也；氣之所以行者，氣旺故也。 　　　　　　　　　　　　　　　　── 《醫學心語》

四十九式經絡動功

套路圖解

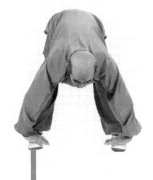

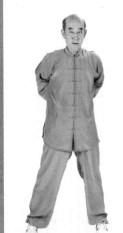

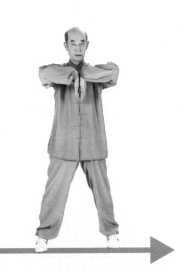

3．兩腳不動，兩掌分開，分別移到兩腳面，手指相對，掌心朝下。

動作不停，兩掌分別沿踝後、腿後、背後上行，身體直起，兩掌經腋下使掌背在胸前相靠稍向上、向前擺出。

小知識	常吃蔬菜保健康 三天不吃青（蔬菜），心裏冒火星。 冬吃蘿蔔夏吃薑，不勞醫生開藥方。 寧吃仙桃一口，不吃爛桃一筐。 大蒜是個寶，常吃身體好。 ——— 諺語拾零

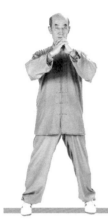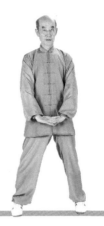

4. 接著兩臂內旋，兩掌分別向下、向體側、向上繞行，再交叉於胸前，掌心朝下。

5. 兩掌下按，兩腿伸直；繼而躬身，兩掌觸地，頭頸上抬。

要點提示：

1. 意守湧泉。
2. 呼吸自然，切勿憋氣。
3. 動作連貫，幅度宜大，上下肢協調一致。
4. 高血壓病患者一般不練此式或將難度降低。
5. 成吊尾勢時，要做到三直一抬：三直是腿直、腰直、臂直；一抬是頭要抬起。

小知識

　　「安步當車久」典出《戰國策・齊策四》。說的是以步行代替乘車，乃言其節儉。俗話說：「人老先從腳上老」。為此，人欲健康長壽，宜以步當車，鍛鍊「腳勁」，防止步履蹣跚，行動遲緩。可以散步、打太極拳、練氣功等。

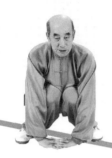

第二十八式　白猿縮身

兩掌觸地不動，兩腿屈膝全蹲，兩膝內側相靠，臀部儘量下坐，全身縮成一團；抬頭眼看前方。

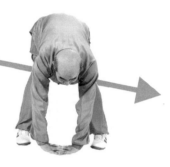

兩掌仍觸地不動，臀部上提，兩腿伸直成躬身吊尾勢，抬頭看前方。

要點提示：

　　1．呼吸自然，切勿憋氣。

　　2．成縮身姿勢時，兩膝相靠，鬆腰沉肩，腳跟不得離地。

　　3．意在湧泉。

練功次數：一蹲一起為一次，共做一次。

名稱內涵	
白猿縮身	猿，哺乳動物，體質特徵與人類最相近。如有複雜的腦、盲腸蚓突、寬闊的胸廓、扁平的胸骨等。與猴的主要區別是沒有尾巴、臀疣（音尤：皮膚病）和頰囊。是人類進化的一個重要階段。故古人將猿奉為神。 　　白猿的「白」，是指西方。根據五行學說，五色中的青、赤、黃、白、黑分別配屬東、南、中、西、北五方。故白猿可以理解為西方之神。 　　「白猿縮身」一式，是比喻練習者全身縮成一團，將體內濁氣大量排出，穩穩團坐於地，彷彿守護門前，鎮邪驅妖。

第二十九式　仙鶴揉膝

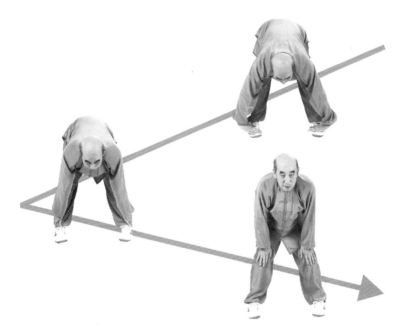

　　1．兩腿伸直，兩掌分開分別經腳面、崑崙（屬足太陽膀胱經穴，跟骨上，外踝與踝腱之間凹陷處）上行達委中（屬膀胱經穴，膕窩橫紋中央）至鶴頂穴（奇穴，在髕骨上緣正中凹陷處）。

仙鶴揉膝	名稱內涵	鶴，為涉禽類鶴科動物，有丹頂鶴、灰鶴、蓑羽鶴多種。鶴，在中國歷來被視為羽族之長。《花鏡》中云：「鶴，一名仙鳥，羽族之長也。」 　　鶴為長壽之仙禽，具有仙風道骨。《淮南子·說林訓》載：「鶴壽千歲，以極其遊。」因此鶴自古被視為長壽之王，後世常以「鶴壽」、「鶴齡」、「鶴算」作為祝壽之詞。 　　人膝頂部有一奇穴鶴頂，其命名來源於丹頂鶴。兩掌有節奏地按揉膝部，可以防治膝關節疾患。

四
十
九
式
經
絡
動
功

套
路
圖
解

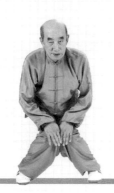 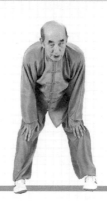

2．兩掌心按住鶴頂穴，做由內向外的揉膝三周，向內時，兩膝相靠，腳跟不得離地，曲泉穴（足厥陰肝經穴，屈膝在膝內側橫紋頭上方凹陷處）相對。

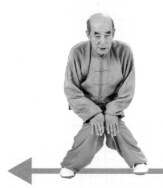 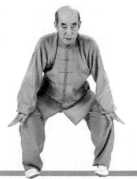

3．兩掌心按住鶴頂穴，再做由外向裏的揉膝三周，向裏時，兩膝相靠，曲泉穴相對，腳跟不得離地。

小知識	預防「中風」十忌 　一忌大怒肝火旺；二忌憂思心血傷；三忌多食肥甘味；四忌嗜酒痰熱張；五忌房事不節制；六忌強力過繁忙；七忌寒暑風雨至；八忌汗出當風時；九忌起居失常數；十忌嶞墜跌打傷。　　　摘自《老年天地》1986年6期

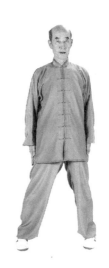

繼而，兩掌勞宮穴按鶴頂穴，兩腿隨之伸直。

要點提示：

1．揉膝速度要均勻緩慢、連貫圓活，幅度適中。

2．意守鶴頂，呼吸自然。

3．抬頭向前看。

第三十式　風擺荷葉

名稱內涵　**風擺荷葉**

　　風擺荷葉，是形容陣陣微風吹拂著的荷花，飄搖舞動的神態。在導引養生功中象徵著腰部的旋轉，輕鬆自如，毫不拘束。若與「出淤泥而不染」的成語相結合，將會賦予人生以高潔清廉之美。「出淤泥而不染」，出自宋·周敦頤《愛蓮說》。周敦頤（1017 ～ 1073），字茂叔，道州營道人（今湖南道縣），北宋著名哲學家，晚年在盧山蓮花峰下設濂溪書堂講學，世稱濂溪先生。《愛蓮說》是他所寫的一篇僅有百餘字的短文，卻寫得言盡而意無窮，文中說「予獨愛蓮之出淤泥而不染，濯清漣而不妖，中通外直，不蔓不枝，香遠益清，亭亭淨植，可遠觀而不可褻玩焉。」

　　「出淤泥而不染」是說蓮生長於污泥而不受污染，形容蓮的高潔。作為成語，比喻身處污濁環境而不受污染。

　　另外，由於荷花根深盤固，枝、葉、花茂盛。故四十九式經絡動功中的「風擺荷葉」尚有祝頌人世綿延，家道昌盛，像荷花一樣「本固枝榮」。

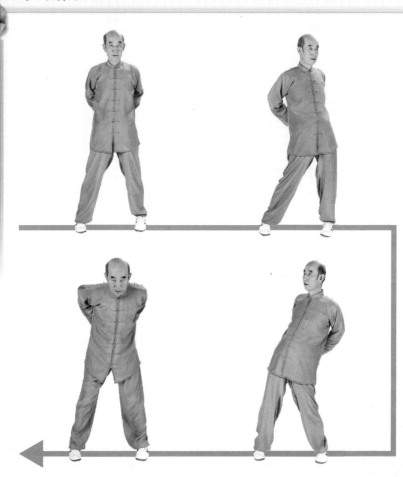

套路圖解

　　在兩掌緩緩推按鶴頂、身體直起的同時，兩掌經脊柱兩側向上摩運至腎俞（屬膀胱經穴，在第二腰椎棘突下，旁開1.5寸處）附近，先做順時針方向旋腰三周，再做逆時針方向旋腰三周。

> 　　見利不誘，見害不懼，寬舒而仁，獨樂其身，是謂雲氣意行似天。
> 　　　　　　　　　　　　　　　　　　——《管子》
> 　　其意是說，修身養性之人，不被利益而誘惑，不被危害而畏懼，宜心境寬和而舒暢，仁慈博愛而自樂，好像雲氣遨遊天際，自由自在。

小知識

要點提示：

1. 意守命門，呼吸自然。

2. 腰部旋轉幅度宜大，兩腿伸直，兩掌依次推動腰部，上體允許有適度的前俯後仰，但頭部的投影一定在兩腳之間。

<h2 style="text-align:center">第三十一式　二龍吐鬚</h2>

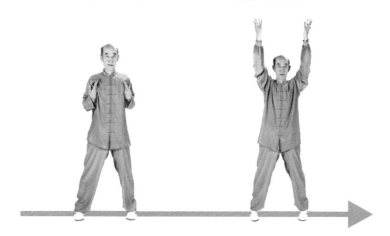

隨著吸氣，提肛調襠；兩掌經腋下向腦後直上伸出，掌心朝後，掌指朝上，呈雙龍吐鬚狀；同時腳跟拔起；眼平視前方。

要點提示：

1. 百會上頂，身體充分舒展，腳趾似入地生根。

2. 用意將氣導入十指端。

練功次數：共做一次。

名稱內涵 二龍吐鬚	關於龍的傳說見「金龍盤柱」之內涵。 「二龍吐鬚」是講練習者兩掌從腋下、腦後向上伸去，腳跟拔起，宛若神龍於春分時節升天一般。據《說文解字》云：「龍，鱗蟲之長，能幽能明，能細能巨，能短能長。春分而升天，秋分而潛淵。」

四十九式經絡動功

套路圖解

第三十二式　氣導湧泉

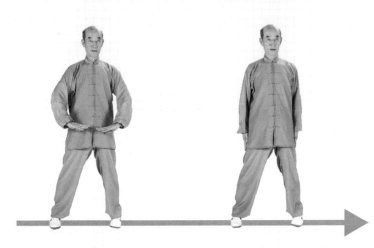

隨著呼氣，鬆腹鬆肛；腳跟徐緩落地；同時兩臂內旋，兩掌心朝下，掌指相對徐徐下按於體側時掌指朝下，將氣導入湧泉；眼平視前方。

要點提示：

1. 意念集中，引導氣血下至湧泉。
2. 周身放鬆，動作與呼吸緊密配合。

練功次數：共做一次。

氣名 導稱 湧內 泉涵	氣導，是指用意將日月精華之氣由百會經丹田達會陰，分左右兩支導至湧泉。 　湧泉，足少陰腎經脈之井穴。位於足心凹陷中，屈足捲趾宛宛中（《甲乙》）。 　主治：頭頂痛、頭暈、眼花、咽喉痛、舌乾、失音、小便不利、大便難、小兒驚風、足心熱、癲疾、暈厥等。 　《玉龍歌》：「傳屍勞病最難醫，湧泉出血免災危，痰多須向豐龍瀉，氣喘丹田亦可施。」 　《文獻選摘》：「頂心頭痛眼不開，湧泉下針頂安泰；傷寒痃氣結胸中，兩目昏黃汗不通，湧泉妙穴三分許，速使周身汗自通。」

第三十三式　左右睡枕

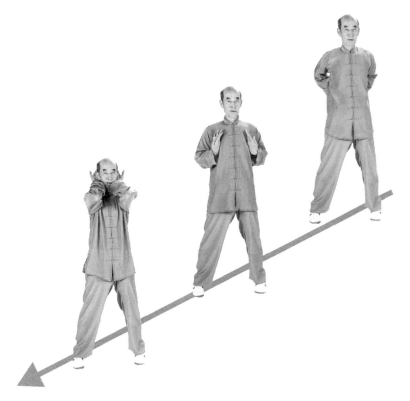

套路圖解

1. 隨著吸氣，提肛調襠；兩臂外旋，兩掌心緊貼脊側向上摩運至腋下，掌背沿頸側上行。

左右睡枕 名稱內涵	睡枕，即睡眠。人在睡眠時，心臟活動、呼吸和新陳代謝減緩，血壓降低，體溫略下降，同化作用強於異化作用，整個人體機能處於休息和恢復狀態中。因此，睡眠可以恢復大腦皮層細胞的工作能力，有利於某些疾病的痊癒。 　　故「左右睡枕」之內涵是精神內守，收心、養心，排除妄念，使神清意平。

四十九式經絡動功

套路圖解

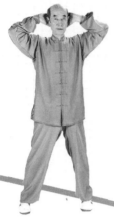

2．隨著呼氣，鬆腹鬆肛；兩臂內旋使掌指托在風池（屬足少陽膽經穴，在枕骨粗隆直下，風府兩旁凹陷處，當斜方肌和胸鎖乳突肌之間取穴）、風府（屬督脈穴，頭頂正中線，後髮際上1寸處）、天柱（屬膀胱經穴，啞門旁開1.3寸）、啞門穴（屬督脈穴，在項後髮際正中上0.5寸處）附近；眼平視前方。

3．隨著吸氣，提肛調襠；身體不動，頭頂向左傾倒，左肘尖下拉，左掌心貼耳，右肘尖上提，右拇指腹按翳風穴（屬手少陽三焦經穴，耳垂後，乳突和下頜骨之間凹陷處），食指腹按風池穴，呈左睡枕狀。

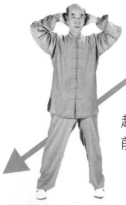

4．隨著呼氣，鬆腹鬆肛；頭頸豎起成正直姿勢，兩掌復還腦後；眼平視前方。

| 小知識 | 欲得長生腹中清，欲得不死腹無屎。
要長生，小便清；要長活，小便潔。
—— 《抱朴子內篇》 |

　5. 隨著吸氣，提肛調襠；身體不動，頭頸向右側傾倒，右肘尖下拉，右掌心貼耳；左肘尖上提，左拇指腹按翳風穴，食指腹按風池呈右睡枕頭。

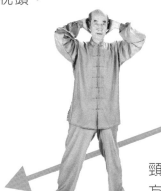

　6. 隨著呼氣，鬆腹鬆肛；頭頸豎直，兩掌復還腦後；眼平視前方。

要點提示：
　　1. 睡枕時只歪頭不歪身，幅度宜大。
　　2. 吸氣時提肛；呼氣時鬆肛。
　　3. 意守大椎，氣沉丹田。
練功次數：一左一右為一次，共做一次。

第三十四式　低頭思靜

名稱內涵	
低頭思靜	「低頭思靜」，是保養性命、調順血脈、康體養神的好方法。《素問·痹論》曰：「靜則神藏，躁則消亡。」《素問·至真要大論》云：「清靜則生化治，動則苛疾起。」《韓非子·解老》說：「聖人之用神也靜，靜則少費。」故練此勢，定能靜腦。

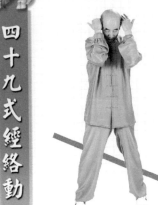

套
路
圖
解

四
十
九
式
經
絡
動
功

　　1．頭向下低垂，同時兩肘內收使肘尖朝下，兩掌心覆蓋耳輪上部，指尖朝後，好象斑虎抱頭思靜一般，使大椎穴有酸脹感。

　　2．將頭豎直：同時兩肘外張，兩掌復還腦後：眼平視前方。

要點提示：

　　1．自然呼吸，切勿憋氣。

　　2．低頭時上身不要前傾，做到低頭不躬身。其他同左右睡枕。

練功次數：共做一次。

第三十五式　仰面觀天

仰 面 觀 天 名 稱 內 涵	仰面觀天與左右睡枕、低頭思靜三式，除了有收心、養心、藏神作用之外，均對頸椎關節之滑利，防治頸椎病有獨特效果。同時根據八卦配人體結構可知，「乾為首，坤為腹，震為足，巽為股，坎為耳，離為目，艮為手，兌為口」（《易·說卦》）。這樣如在腹式呼吸的配合下進行有規律的「仰面觀天」、「低頭思靜」、「左右睡枕」等，無疑可以促進上下相交、陰陽互感，從而收到乾坤交泰的效果。

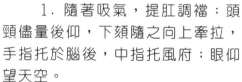

1. 隨著吸氣，提肛調襠；頭頸儘量後仰，下頦隨之向上牽拉，手指托於腦後，中指托風府；眼仰望天空。

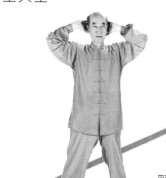

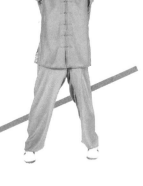

2. 隨著呼氣，鬆腹鬆肛，頭頸豎直，兩掌復還腦後；眼平視前方。

套路圖解

要點提示：

    1. 仰頭時身體不能後仰。

    2. 其他與左右睡枕相同。

練功次數：共做一次。

第三十六式　腦後托盔

名稱內涵 腦後托盔	腦後，具體指枕骨、玉枕骨之後。枕骨，指頭後中央隆起之骨，俗稱後山骨。為足太陽膀胱經，足少陽膽經、督脈等經過處。玉枕骨，指枕邊外隆凸兩旁高起之骨，現稱為枕骨上項線。足太陽膀胱經，足少陽膽經等所過。 盔：軍人用來保護頭的金屬帽子。 「腦後托盔」的內涵是，練習者的兩手應隨著百會上頂，舒胸展體，腳跟拔起從腦後稍用力托起。

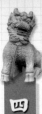

四十九式經絡動功

套路圖解

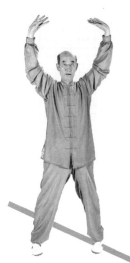

　1．隨著吸氣，提肛調襠；舒胸沉肩，腳跟提起，兩掌心朝上從後托起，臂自然伸直，掌指相對；眼平視前方。

　2．隨著呼氣，鬆腹鬆肛；腳跟落地，兩腿伸直；兩掌向身體側前方下落；眼平視前方。

要點提示：
　1．吸氣時提肛；呼氣時鬆肛。
　2．兩掌上托時將氣導入十指，下按時將氣沉入丹田或湧泉。
　3．身體中正，體鬆心靜。

小知識	巧治便秘 　將鮮菠菜放在開水中燙過後，用麻油拌食，每日 250克。

第三十七式　抱氣似球

　　兩腿下蹲；同時兩掌繼續向下、向身前、向上劃弧抱氣，停於頭頂前上方，掌心朝下、斜朝內，掌指朝內、斜朝後；眼輕閉或平視前方；意想著日月精華之氣從百會貫入丹田，沉至會陰（屬任脈穴，兩陰之間，男子當陰囊與肛門之間；女子當陰唇後連合與肛門之間），繼而分左右兩支下行達湧泉；再自湧泉提氣，上行會於會陰，經尾閭（指尾骨端與肛門之間的長強穴附近）、夾背（指背部正中線與兩肘尖連線的中點）達百會。

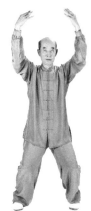

要點提示：

　　1．上虛下實，五趾抓地，兩臂放鬆，鬆腰斂臀，屈膝鬆胯。

　　2．呼吸自然，切勿憋氣。呼吸次數宜因人而異。

　　3．意念集中，以意引氣循行於一大周天。

　　4．該勢以意引氣亦可運行一小周天。

抱氣似球　名稱內涵

　　人體小宇宙的氣血運行與大宇宙的日月天體的運行密切相關。《易・繫辭》曰：「變動不居，周流六虛」，告訴我們，練功要運氣到周身。可以理解為在意念主導下引氣到周身，實際上是指大小周天功而言。四十九式經絡動功中的「抱氣似球」即是典型一例。它要求練習者兩手抱氣於頭頂，以意念指揮兩掌所採之氣和內氣一起從百會、循任脈、經膻中（心）、下丹田（臍、氣海、關元）至尾閭，上夾脊關，過玉枕至頭頂（百會），再自頭頂過眉間下行，經鵲橋（舌）沿任脈回歸關元。其目的是為了任督交通和坎離交泰。任督交通則百脈皆通。因為督脈為陽脈之海，任脈為陰脈之海。

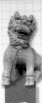
四十九式經絡動功

套路圖解

第三十八式　氣導湧泉

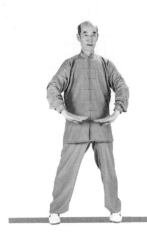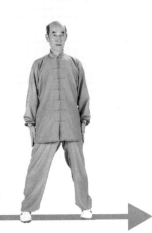

　　兩腿慢慢伸直，兩掌心相對經面前下按於體側時掌指變為朝下，兩臂伸直，將氣導入湧泉；眼平視前方。

要點提示：

　　1.精神集中，排除雜念，專心練功。

　　2.身體中正，兩掌放鬆。

　　3.呼吸自然。

名稱內涵氣導湧泉

　　氣導，是指用意將日月精華之氣由百會經丹田達會陰，分左右兩支導至湧泉。

　　湧泉，足少陰腎經脈之井穴。位於足心凹陷中，屈足捲趾宛宛中（《甲乙》）。

　　主治：頭頂痛、頭暈、眼花、咽喉痛、舌乾、失音、小便不利、大便難、小兒驚風、足心熱、癲疾、暈厥等。

　　《玉龍歌》：「傳屍勞病最難醫，湧泉出血免災危，痰多須向豐龍瀉，氣喘丹田亦可施。」

　　《文獻選摘》：「頂心頭痛眼不開，湧泉下針頂安泰；傷寒痞氣結胸中，兩目昏黃汗不通，湧泉妙穴三分許，速使周身汗自通」。

第三十九式　懷中抱月

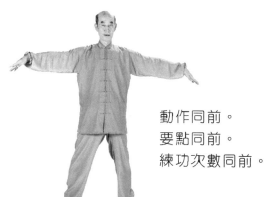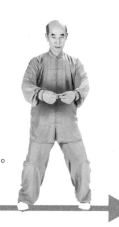

動作同前。
要點同前。
練功次數同前。

第四十式　商商相接

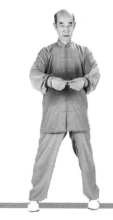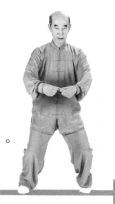

動作同前。
要點同前。
練功次數同前。

小知識　冬不欲極溫，夏不欲窮涼，不露臥星下，不眠中見肩，大寒大熱，大風大霧，皆不欲冒之。
—— 《抱朴子內篇》

第四十一式　氣沉丹田

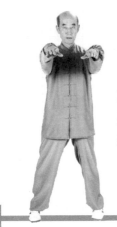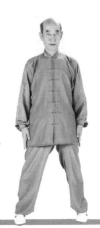

動作同前。
要點同前。
練功次數同前。

第四段　歸　元

第四十二式　諸葛撫琴

諸葛撫琴　名稱內涵

　　《三國演義》第九十五回：馬謖失守街亭後，諸葛亮料定司馬懿大軍必向西城進伐。而孔明身邊並無大將，只有一班文官，在無奈情況下，諸葛亮令士兵將城門大開，並令士兵扮作百姓，灑掃街道，而孔明身披鶴氅，頭戴綸巾，引二小童攜琴一張，於城上敵樓前憑欄而坐，焚香操琴。

　　司馬懿親引十五萬大軍到了西城，只見諸葛亮神態自若，鎮定操琴。心想西城內必有埋伏，諸葛亮又在用計。於是下令速退二十里。司馬懿大軍退走之後，諸葛亮讓西城百姓隨軍入漢中，沒動一槍打了一次勝仗。後人有詩贊曰：「瑤琴三尺勝雄師，諸葛西城退兵時，十五萬人回馬處，士人指點到今疑。」這就是中國歷史上有名的軍事謀略——空城計。

四十九式經絡動功

1. 隨著吸氣，提肛調襠；兩掌向前、向上輕輕擺至胸前，高與肩平，臂自然伸直，肘尖下垂，掌心朝下，掌距與肩同寬；眼平視前方。

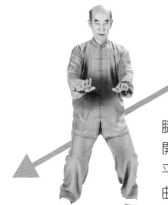

2. 隨著呼氣，鬆腹鬆肛；兩腿下蹲；同時兩掌下按，且從拇指開始依次按弦撫琴微動，掌與臍平，掌心朝下，彷彿十指正奏著一曲「松鶴延年」的樂章。

要點提示：

1. 意在十指尖，呼吸細、勻、徐、長。

2. 下蹲時，要鬆腰斂臀，上體中正，膝關節頂端的投影不得超過腳尖，兩肘尖下垂。

練功次數：一吸一呼為一次，共做三次。

小知識	養生四要 少思以養神，少欲以養精，少勞以養力，少言以養氣。 太極動而生陽，靜而生陰。陽動而不息，陰靜而有常。 ——《醫門法律》

四十九式經絡動功

套路圖解

第四十三式　雙龍戲水

1. 隨著吸氣，提肛調襠；兩腿伸直；同時兩掌分別以腕關節尺側端領先向兩側弧形上擺，高與肩平，掌心朝下；眼平視前方。

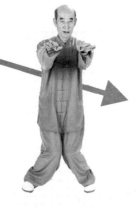

2. 隨著呼氣，鬆腹鬆肛；兩腿隨之下蹲，合膝裹襠，鬆腰斂臀；同時兩掌心朝下，以腕關節橈側端領先略向上、向裏劃弧擺至胸前，臂自然伸直；兩眼意視兩掌心勞宮穴。

| 雙龍戲水 | 名稱內涵 | 　　在神話傳說中龍的種類很多，有鱗者為蛟龍，有翼者為應龍，有角者為虬龍，無角者為螭龍，未升天者為蟠龍，好火者為火龍，善吼者為鳴龍，好鬥者為蜥龍，在中國人的觀念中，龍是一種性情良好，溫和仁慈的神物，被稱為「四靈」之一。
　　四十九式經絡動功中的「雙龍戲水」是指踴躍於淵者蛟龍而言。在練習過程中如能將此內涵融匯其中，必將收到心曠神怡、體態安詳之效。有詩贊云：「雙龍戲水貴盤旋，神發兩眼重自然，吞吐雲霧雙擺掌，練精化氣力無邊。 |

四十九式經絡動功

要點提示：

  1．意在勞宮，氣沉丹田，輕飄柔緩，體態安詳。

  2．下肢的伸屈和上肢的開合要協調一致。

  3．起身時百會上頂，下蹲時順勢落臀。

練功次數：一吸一呼為一次，共做三次。

第四十四式　游魚擺尾

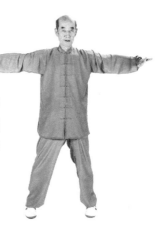

套路圖解

  1．提肛調襠：兩腿隨之伸直；同時兩掌以腕關節尺側端領先略帶弧形擺起，兩臂自然伸直，掌心朝下；眼平視前方。

游魚擺尾 名稱內涵

  多少年來，人們都把魚作為吉祥物，特別是鯉魚更為人們所青睞。之所以受人青睞，大多是由於「魚」與「餘」諧音。如「年年有餘」。另外，古有「魚化龍」、「鯉魚跳龍門」的故事。《三秦記》云：「河津一名龍門，水險不通，魚鱉之屬莫能上，海江大魚薄集龍門下數千，上則為龍，不上者點額暴腮。」而鯉魚多能跨越，故後人多以此祝賀××高升。

  四十九式經絡動功中的「游魚擺尾」，是取魚在水中暢游時，回轉活躍，乾淨俐落。兩手在身體左旋右轉帶動下，宛若秋水中的游魚，頻頻擺尾，自由自在，其愉快的心情不次於晉級高升時的雅興。

四十九式經絡動功

套路圖解

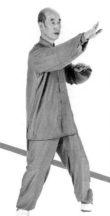

2．鬆腹鬆肛：重心下沉並逐漸移至左腳，身體略左轉；同時左臂回屈胸前，掌心朝下，右掌隨身體左轉而左擺，臂伸直，肘尖下垂，右掌心朝下；眼看右掌。

動作不停，重心逐漸右移，身體略向右轉，兩腿下蹲；同時左掌向內劃平圓後，繼而向身體左側伸出，右掌也向內劃平圓於右胸前，掌心朝下；眼轉視左掌。

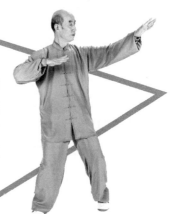

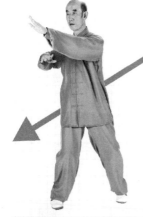

3．提肛調襠：身體繼續右轉，同時左掌向右平擺，繼而平屈胸前。好像秋水中的游魚頻頻擺尾，自由自在。右掌也繼續向裏劃平圓向右後方伸出；眼看右掌。

小知識　給我光明暖我身，不分秋夏與冬春。太空神妙知何限？第一關垂總讓居。　　——《八寶詩》

要點提示：
　　1．意在勞營宮。
　　2．呼吸自然，氣沉丹田。
　　3．沉肩垂肘，以腰的轉動帶動兩掌左右平擺。
練功次數：一左一右為一次，共做三次。

第四十五式　氣貫雲門

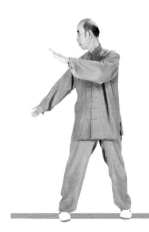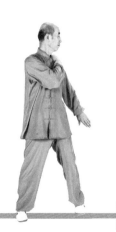

　　1．隨著吸氣，提肛調襠：身體左轉，兩腿伸直，右勞宮覆蓋左雲門（屬手太陰肺經穴，在鎖骨下緣，喉突內側，當胸大肌、三角肌之間凹陷處），左掌內旋後伸。

名稱內涵 氣貫雲門	氣貫雲門，即用意將手所採取的天地之靈氣貫入雲門。 雲門，屬手太陰肺經脈之經穴，位於鎖骨外端下方凹陷中。 主治：咳嗽、氣喘、胸痛、肩背痛、胸中煩熱。 做該勢用意是關鍵。首先應使勞宮穴處有氣感，然後用其擁抱天地間之靈氣從雲門貫入體內。

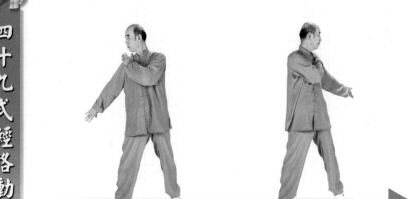

2．隨著呼氣，鬆腹鬆肛：身體右轉，兩腿伸直，左臂外旋，左勞宮覆蓋右雲門，右掌內旋後伸。

要點提示：

1．意想雲門。

2．動作與呼吸緊密配合，或自然呼吸，以意引氣下沉至丹田。

3．沉肩垂肘，以腰轉動帶動手臂左右擺動：同時兩臂內旋與外旋要充分。

練功次數：一左一右為一次，共做三次。

第四十六式　雲門關閉

當右手第三次氣貫左雲門後，蓋住雲門穴不動，接著再將左手覆蓋在右雲門穴上，使兩臂相交於胸前呈十字狀，兩腿微屈，接做三次細、勻、深、長的腹式呼吸。

雲門關閉 名稱內涵	氣貫雲門之後，為了使氣保存體內，故用兩手勞宮穴覆蓋於雲門穴處，接著做３次細、勻、深、長的腹式呼吸，猶如賽車中途加油，促使氣機運轉更加活潑，從而取得強身健體之效。

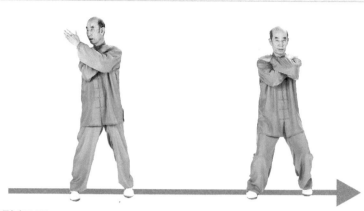

要點提示：

　　1．意守雲門，精神集中，排除雜念。

　　2．呼吸自然，氣沉丹田。

　　3．周身放鬆，中正安舒。

套路圖解

第四十七式　更雞獨立（右）

　　心移至右腳，右腿伸直，左膝提起，腳尖自然下垂（或右腿半蹲，左腳尖在右足弓內側點地）；同時兩掌向下沉落，緊接著向前側上方捧抱大自然中的日月精華之氣貫入百會，兩臂成弧形，兩掌達於頭的前上方，掌心朝下、斜朝內，掌指斜朝身後；眼平視前方。

更雞獨立（右） 名稱內涵	更雞，即雄雞。傳說，雄雞是玉衡星散開而形成的。雄雞有五德：頭頂紅冠，文也；腳踩斗距，武也；見敵能鬥，勇也；找到食物能召喚其他雞來吃，仁也；守信按時報告時辰，信也。 　　雄雞善鬥，且能辟邪，故古人將雄雞視為吉祥物。如：有的地方，每家養一隻紅公雞，用來保護房子不遭火災。 　　「更雞獨立」，是指雄雞腳踩斗距做單腳支撐的動作，或指兩條腿變為一條腿而言。它是雄雞觀望四方、體現勇武的象徵。

四十九式經絡動功

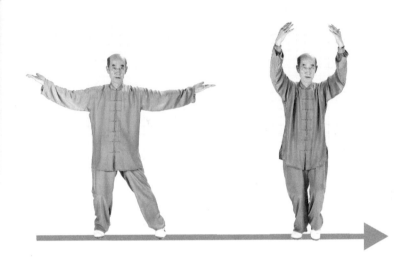

要點提示：

　　1. 成獨立勢時百會上頂，五趾抓地，穩健挺拔。

　　2. 氣導湧泉時要以意導氣，周身放鬆。

　　3. 「更雞獨立」與「氣導湧泉」結合起來做。

第四十八式　氣導湧泉

名稱內涵
氣導湧泉

　　氣導，是指用意將日月精華之氣由百會經丹田達會陰，分左右兩支導至湧泉。

　　湧泉，足少陰腎經脈之井穴。位於足心凹陷中，屈足捲趾宛宛中（《甲乙》）。

　　主治：頭頂痛、頭暈、眼花、咽喉痛、舌乾、失音、小便不利、大便難、小兒驚風、足心熱、癲疾、暈厥等。

　　《玉龍歌》：「傳屍勞病最難醫，湧泉出血免災危，痰多須向豐龍瀉，氣喘丹田亦可施。」

　　《文獻選摘》：「頂心頭痛眼不開，湧泉下針頂安泰；傷寒痞氣結胸中，兩目昏黃汗不通，湧泉妙穴三分許，速使周身汗自通」。

　　右腿稍屈，左腳經右足弓內側向左落步，重心逐漸移到兩腳之間，隨之兩腿伸直；同時兩掌經面前、胸前、腹前下按達於體側，隨做隨將氣導入湧泉。

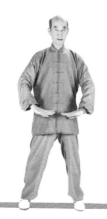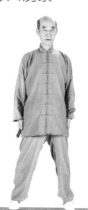

　　左更雞獨立、氣導湧泉與右勢相同，唯左右交換。

要點提示：

　　與左勢相同。

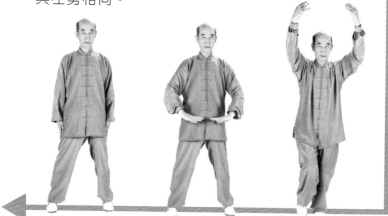

小知識　　春寒莫放綿衣薄，夏月汗多須換著。秋冬衣冷漸加添，莫待病時才服藥。　　——《類修要訣》

第四十九式　氣息歸元

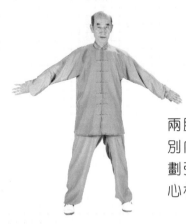

四十九式經絡動功

套路圖解

1. 隨著吸氣，提肛調襠：兩腿伸直，兩臂先內旋，兩掌分別向兩側劃弧，繼而再外旋向前劃弧達於體前，臂自然伸直，掌心相對，捧抱日月精華之氣。

氣息歸元　名稱內涵

《周易》十分強調元氣的始動力作用。原文：「乾，元、亨、利、貞」。乾由陽爻「一」組成，是純六陽爻所成（☰），故為至陽，其體至健，其性純陽。元，始之意，亦大也。亨，通也。利，和也，宜也。貞，正也，固也。

《周易》曰：「至哉坤元，萬物資生。」解釋為坤元為至陰，由純六陰爻所成（☷），其勢柔順，德厚無疆，乃萬物生化之基礎。

坤元與乾元陰陽相結合而生長萬物，亦是說，萬物俱生於乾坤。從這個意義出發，練功時應既要重視陽氣的採集，也要重視陰氣的採集。而陰氣多存於海洋、高山、濃林之中，即所謂陰離子。《內經》提出：「陰精所奉其人壽，陽精所降其人夭」，就是指秉天之陰氣濃厚者壽。因此，自古養生家除吸取日精天陽之氣外，還注意接受地陰之氣，所謂赤腳大仙就是一例。

大家在做四十九式經絡動功時，應根據具體情況，在吸取陽氣的同時，最好也要接受等量的陰氣。因為人的一生中，陰極易耗散，陰常不足，陽常有餘，故王冰提出：「壯水之主，以制陽光」，溫病學者吳鞠通強調：「存得一分陰液，便有一分生理」。

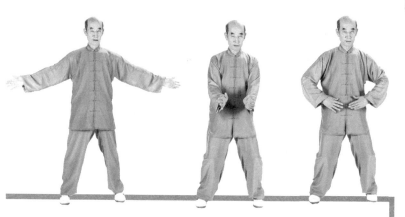

四十九式經絡動功

套路圖解

2．隨著呼氣，鬆腹鬆肛；兩腿下蹲，兩掌繼而內收回抱至臍下，將日月精華之氣歸入氣海。

一吸一呼為一次，共做三次，當做完三次後，兩掌再如此捧抱一次日月精華之氣疊於關元（男性左手在下，女性右手在下，做三次細、勻、深、長的腹式呼吸。）

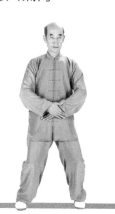

要點提示：

1．用意引氣全部歸元。

2．吸氣時提肛；呼氣時鬆肛。

3．心神寧靜，周身放鬆。

> 小知識
>
> 　　緩慢轉頭，有助於防治頸椎病。頸椎病常見於老年人，除疼痛外，常有不同程度的頸肩功能障礙和肌肉萎縮。由於在轉頭時，有助於促使頸部的血液循環，通經活絡，故對恢復關節功能和提高頸部肌肉力量有一定作用。

四十九式經絡動功

套路圖解

收　勢

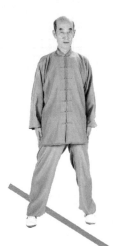

第一勢　陰陽平秘

　　兩腳不動，兩腿伸直；同時兩掌輕輕垂於體側，掌指朝下；眼平視前方。

第二勢　赤龍攪海

　　重心移到右腳，左腳向右腳併攏成併步站立姿勢，兩臂伸直，掌指朝下；眼平視前方或輕閉，做「赤龍攪海」左右各三次，並將瓊漿玉液分三口咽下；有固齒、健胃、助消化、壯元氣和提高免疫力的作用。

> 小知識　　落枕多由睡眠頭部姿勢不當，局部受寒或輕度扭傷引起。臨床表現為一側頸部疼痛轉動不便。

四十九式經絡動功

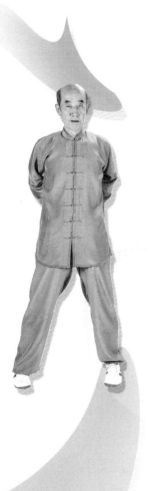

三　經絡圖

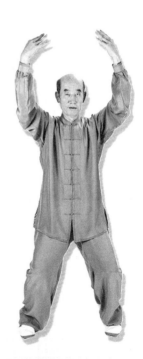

四十九式經絡動功

經絡圖

手太陰肺經

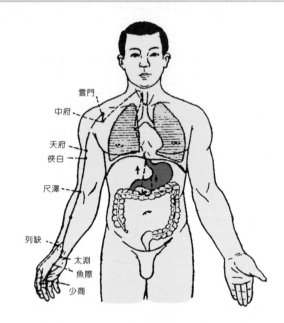

雲門
中府
天府
俠白
尺澤
列缺
太淵
魚際
少商

手陽明大腸經

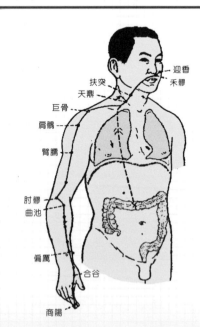

迎香
禾髎
扶突
天鼎
巨骨
肩髃
臂臑
肘髎
曲池
偏厲
合谷
商陽

四十九式經絡動功

經絡圖

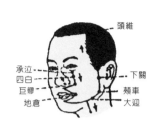

足陽明胃經

頭維

承泣
四白
巨髎
地倉

下關
頰車
大迎

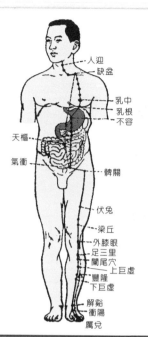

人迎
缺盆

乳中
乳根
不容

天樞

氣衝

髀關

伏兔

梁丘
外膝眼
足三里
闌尾穴　上巨虛
豐隆
下巨虛

解谿
衝陽
厲兌

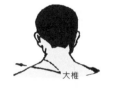

大椎

足太陰脾經

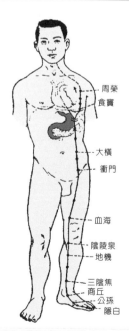

周榮
食竇

大包

大橫
衝門

血海

陰陵泉
地機

三陰焦
商丘
公孫
隱白

89

四十九式經絡動功

經絡圖

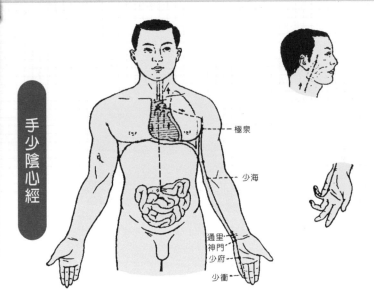

手少陰心經

極泉

少海

通里
神門
少府

少衝

手太陽小腸經

肩中俞
肩外俞
曲垣
天宗

臑俞
肩貞

小海

支正

陽谷
後谿

少澤

養老

聽宮
顴髎
天容
天窗

四十九式經絡動功

經絡圖

足太陰膀胱經

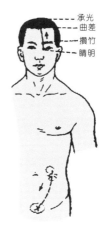

通天
天柱
大杼
附分
肺俞
心俞
肝俞
脾俞
腎俞
上髎
秩邊
承扶
會陽
委陽
委中
承山
飛揚
崑崙
申脈
至陰
僕參

承光
曲差
攢竹
睛明

足少陰腎經

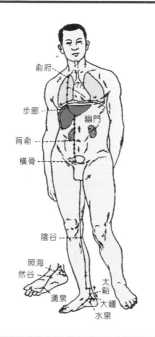

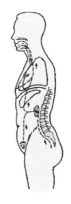

俞府
步廊
肓俞
橫骨
幽門
陰谷
照海
然谷
湧泉
太谿
大鍾
水泉

四十九式經絡動功

經絡圖

手厥陰心包經

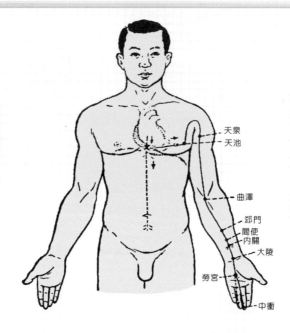

天泉
天池
曲澤
郄門
間使
內關
大陵
勞宮
中衝

手少陰三焦經

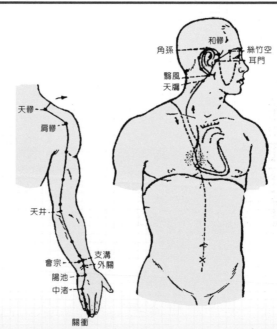

角孫
和髎
絲竹空
耳門
翳風
天牖
天髎
肩髎
天井
會宗
支溝
外關
陽池
中渚
關衝

四十九式經絡動功

經絡圖

足少陽膽經

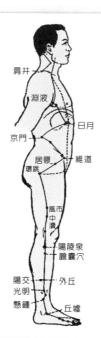

肩井
淵液
京門
居髎
環跳
日月
維道
風市
中瀆
陽陵泉
膽囊穴
陽交
光明
懸鍾
外丘
丘墟

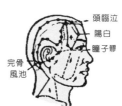

頭臨泣
陽白
瞳子髎
完骨
風池

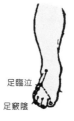

足臨泣
足竅陰

足厥陰肝經

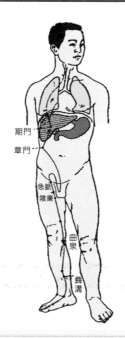

期門
章門
急脈
陰廉
曲泉
蠡溝

導引養生功 系列叢書

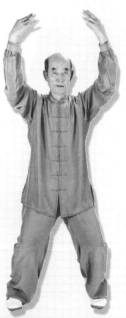

張廣德　養生著作

每冊定價350元

全系列為彩色圖解附教學光碟

古今養生保健法　強身健體增加身體免疫力

養生保健 系列叢書

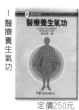

1 醫療養生氣功
定價250元

中國氣功圖譜
定價250元

3 少林醫療氣功精粹
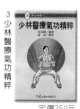
少林醫療氣功精粹
定價250元

4 龍形實用氣功

龍形實用氣功
定價220元

5 魚戲增視強身氣功
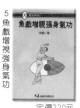
魚戲增視強身氣功
定價220元

7 道家玄牝氣功
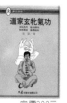
道家玄牝氣功
定價200元

8 仙家秘傳祛病功
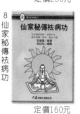
仙家秘傳祛病功
定價160元

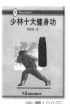

少林十大健身功
定價180元

10 中國自控氣功
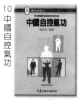
中國自控氣功
定價250元

11 醫療防癌氣功

醫療防癌氣功
定價250元

12 醫療強身氣功
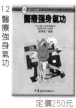
醫療強身氣功
定價250元

13 醫療點穴氣功
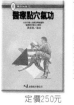
醫療點穴氣功
定價250元

14 中國八卦如意功
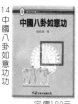
中國八卦如意功
定價180元

正宗馬禮堂養氣功
定價420元

16 秘傳道家筋經內丹功
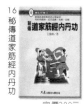
秘傳道家筋經內丹功
定價300元

17 三元開慧功
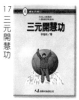
三元開慧功
定價250元

18 防癌治癌新氣功
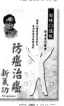
防癌治癌新氣功
定價180元

19 禪定與佛家氣功修煉
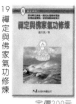
禪定與佛家氣功修煉
定價200元

20 顛倒之術
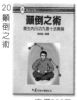
顛倒之術
定價360元

簡明氣功辭典
定價360元

22 八卦三合功

八卦三合功
定價230元

23 硃砂掌健身養生功
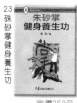
硃砂掌健身養生功
定價250元

24 抗老功
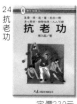
抗老功
定價230元

25 意氣按穴排濁自療法

意氣按穴排濁自療法
定價250元

27 健身祛病小功法

健身祛病小功法
定價200元

張氏太極混元功
定價250元

29 中國璇密功
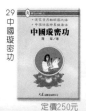
中國璇密功
定價250元

30 中國少林禪密功
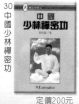
中國少林禪密功
定價200元

31 郭林新氣功
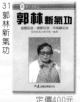
郭林新氣功
定價400元

32 八卦之源與健身養生
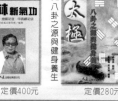
定價280元

33 現代原始氣功1
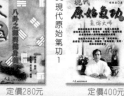
現代原始氣功
定價400元

歡迎至本公司購買書籍

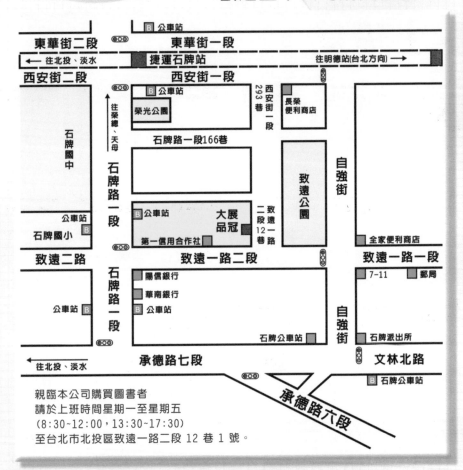

親臨本公司購買圖書者
請於上班時間星期一至星期五
(8:30~12:00，13:30~17:30)
至台北市北投區致遠一路二段 12 巷 1 號。

建議路線
1.搭乘捷運
　　淡水線石牌站下車，由出口出來後，左轉(石牌捷運站僅一個出口)，沿著捷運高架往台北方向走
(往明德站方向)，其街名為西安街，至西安街一段293巷進來(巷口有一公車站牌，站名為自強街口)，
本公司位於致遠公園對面。

2.自行開車或騎車
　　由承德路接石牌路，看到陽信銀行右轉，此條即為致遠一路二段，在遇到自強街(紅綠燈)前的巷
子左轉，即可看到本公司招牌。

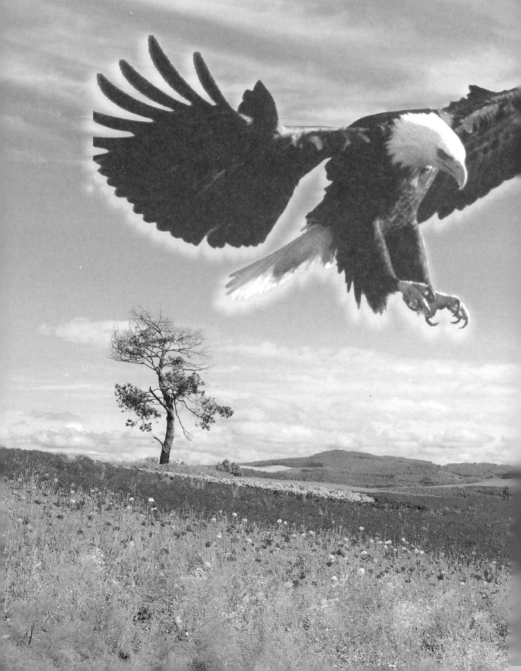

大展好書　好書大展
品嘗好書　冠群可期